病院で聞けない話、
診察室では
見えない姿

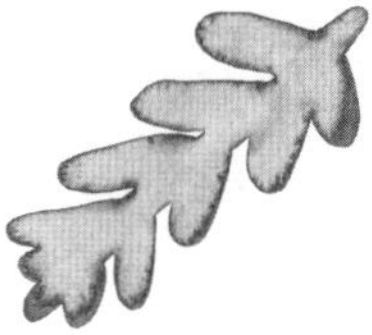

精神科医療の「7つの不思議」

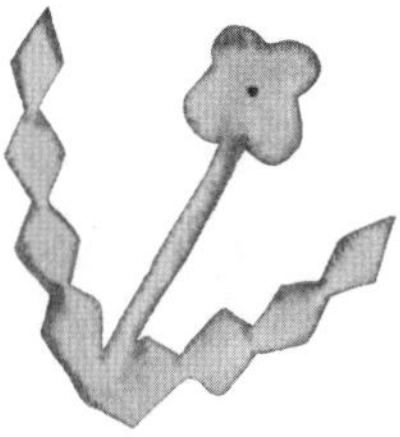

児童精神科医・医学博士
夏苅郁子
Ikuko Natsukari

ライフサイエンス出版

まえがき　「生い立ち」を公表後、10年を経てわかったこと

私は、精神科の医師であるにもかかわらず、母が「統合失調症」だったこと、そして自分自身が精神疾患の患者だったことをずっと伏せてきました。

そんな私が、そのことを公表したのは今から10年前、母の死から2年後の50代半ばのことでした。

きっかけは、『わが家の母はビョーキです』（サンマーク出版）というコミックエッセイを読んで感動し、作者でマンガ家の中村ユキさんと出会ったことでした。

「医療の専門家ではない著者が、統合失調症だったお母様の実名を公表し、精神科医療を受けるためのあらゆる知恵と工夫を紹介して、こんなにもがんばっているのに、精神医学の専門家の私は、何をやっているのだろう……。

精神障害者の本当の人生を知ってほしい！

家族はこんな思いを抱えているんです！」

このことを精神科医に伝えて、医師たちの診療が少しでも「思いやり」のあるものになってほしいと思い、医学専門雑誌に投稿したこと[1]が、私の人生の新たなスタートになりました。

それから、10年の間に3冊の本[2]を執筆すると、マスコミなどからの多くの取材や、全国各地からの講演依頼が来るようになり、数えきれないほどの患者さんやご家族とつながることができました。

精神疾患に対する偏見の是正のため、そして、患者さんやご家族の思いを伝えるための「語《かた》り部《べ》」として全国を回りながら、「患者・家族による精神科医の評価」(190ページ)についての全国調査や、患者さんが医師に質問する手引き書となる「質問促進パンフレット」(55ページ)を作成するなど、患者さんやご家族の思いを伝える活動もするようになりました。

このようなことをしていく中で、まだまだその思いが精神科の医師を始めとした医療従事者の方たちに伝わっていないことを改めて認識しました。

この本では、実際に患者さんやご家族が抱える疑問や悩みなどに寄り添い、私が医師として見た現実をお伝えしながら、精神科医療・精神医学に対する今の私の思いなどをお話ししたいと思います。

さとわかる「私の家族の物語」

ところでこの本は、

①「患者の家族」だった私

②「精神科の患者」だった私

③現在、「精神科医」をしている私

の「3つの立場を持つ私から見た精神科医療の実態」という視点で書かれています。

私は、母が精神疾患に罹《かか》っていたため、子どもの頃から「患者の家族」として過ごしてきました。その後、私自身も精神疾患を発症し、2度の自殺未遂を起こしましたが、多くの人に助けられながら回復することができました。

前著『人は、人を浴びて人になる　心の病にかかった精神科医の人生をつないでくれた12の出会い』（ライフサイエンス出版）で、生い立ちなどについて詳しくお伝えしていますので、読んでくださった方には、3つの立場を持つ私について多少ご理解いただいていると思いますが、初めて読む方のために、改めて「私の家族の物語」を、ささっとまとめてみます。

23歳で精神科を受診した母は、病気を隠して父と結婚

私の母は、子ども時代から一人で過ごすことが好きで物静かな人でした。

母の父親という人が、非常に変わり者だったようなのですが、母にも似た面があり、思春期になると友人との関係のことで次第に悩むようになりました。

また、母はとても成績が良く大学進学を希望していましたが、一人娘だったとはいえ女性に学問は要《い》らないという時代背景もあって、父親は進学を許さず、断念せざるを得ませんでした。

その悔しさから、独学で看護師と管理栄養士の資格を取ったほど、母は努力家で向上心の強い人でした。そして母は、23歳のときに精神科を受診します。当時の病名は不明ですが、症状などから「統合失調症」を発症していたと思われます。

しかし、通院と服薬で少し良くなったときに私の父と知り合い、父から強引にアプローチされて、病気のことを隠して結婚し、一人娘である私が生まれます。

母は、父に病気を隠していたため、通院も薬を飲むこともやめてしまいました。2人が結婚した昭和30年前後は、今よりもっと精神疾患への偏見が強い時代でした。

母は病弱で、出産後に寝付くことが多くなり、私が2歳のときに結核を患って2年半もの間入院しました。母の入院中、私は父の兄嫁である伯母に育てられました。

両親の、こころのすれ違いをきっかけに、母の病気が再発

私が5歳のとき、退院して一緒に暮らすようになった母は、その頃から徐々に精神が壊れていきました。

それでも症状が落ち着いていた間は、「洋裁が得意でコートから帽子まで魔法のように作ってしまう、家事上手で飛びっきりの美人」の母は、私の憧れの女性でした。

しかし、近所付き合いが嫌いで読書好きな母と、社交的でスポーツマンだった父とは次第にすれ違うようになり、父は愛人を作って家に帰ってこなくなりました。

父は給料を家に入れなくなり、生活に困窮するようになった頃から、母は病気を再発してしまいます。私にとって憧れの的《まと》だった母は、全く別人になってしまいました。

掃除もせず、家の中はネズミが走り回っていました。

ごみ屋敷のようになった家で、部屋の隅の座布団に座ったまま、母は昼夜眠らずタバコを吸い、一日中独《ひと》り言《ごと》を言うようになって、時々、理由もなく激怒します。

子どもの私は、何がなんだか訳がわかりませんでした。漠然と、父の浮気のせいで、母が怒っているのだと思っていました。

そしてとうとう、中学2年生のとき、母は近所中に迷惑をかける事件を起こし、父から後ろ手に縛られて精神科病院へ強制入院させられました。このとき、私には誰も

母の病名を教えてくれませんでしたが、子どもながらに人には言えない病気だと察していました。

私が中学3年生になった頃に、父の仕事の関係で、北海道から九州の学校へ転校することになりました。転校してしばらくすると「いじめ」が始まりましたが、誰にも相談できないまま、こころを閉ざして学校に通う日々でした。

入院したものの、母は一向に良くなっておらず、家族と話すことはほとんどなくなって、家の中でも孤立していました。父も私も、何もせずに寝てばかりいる母を、自己中心的なわがままな人だと思っていました。

精神の病気について、家族でさえも理解していませんでした。

両親が離婚。私自身が発病し、2度の自殺未遂を

母が2度目の入院をしたことをきっかけに、両親は離婚します。北海道の実家に帰った母親と、父に引き取られた私とは、10年以上会うことはありませんでした。

私は、「母のように惨めに家を追い出されるのは嫌だ。女でも自立できるように、手に職を付けたい」、「いじめっ子たちを見返したい」という気持ちから、医学部に入学します。

「病気の人を助けたい」といった高い志ではなく、経済的な自立と周囲を見返したいという気持ちからだったので医師でなくても良かったのですが、父が製薬会社のサラリーマン、母が看護師という職業だったことから「医師」というステータスには羨望《せんぼう》があり、両親が感じたであろう悔しさのリベンジをしたい気持ちもありました。

しかし、懸命に勉強して医学生になったものの、6年間も大学にいながら一人も友達を作れず私は孤独でした。実家には、父と再婚した後妻さんとその連れ子さんがいて、私の居場所はありませんでした。

人の気持ちが一番荒《すさ》んでしまうのは、どこにも居場所がなく孤独を感じたときだと思います。

在学中に、私は摂食障害（拒食症）と重度のうつ状態になって、リストカットや2度の自殺未遂を起こして精神科にかかり、7年間、薬を飲むことになりました。

私を救ってくれた人たちとの出会い、そして離れていた母との再会

私には、いつも人から見られているという恐怖感がありましたが、それは母も体験した症状でした。「自分も母のように統合失調症になるのでは？」と怯《おび》えながら青年期を過ごしました。

そんな研修医を雇ってくれる診療科はなく、主治医だった精神科の教授の温情で、私は母校の精神医学教室に入局させてもらい、精神科医となりました。

研修医時代は、「拾われた子犬みたい」と自嘲《じちょう》しながらアルコールや薬の大量服用に逃げる毎日でした。

今、振り返ると、私は精神科の治療に助けられましたが、本当に私を救ったのは「私の前で立ち止まってくれた」人たちとの出会いだったように思います。

頭の片隅にはいつも「死にたい」という誘惑を抱えつつ、そうした出会いのたびに「もう少しだけ生きてみよう」、そう思って少しずつ人生の距離を延ばしてきたような気がします。

「人との出会い」と「時間という作用」で、私は徐々に健康を取り戻していきました。

そして、母との別離から10年後、会うことを勧めてくれた知人の立ち合いで、母との再会を果たします。

母の酷《ひど》い症状を子どものときから身近に見てきた私は、こころのどこかで母を想う気持ちよりも「母が怖い」という感情のほうが大きくなってしまい、一人では再会する勇気がありませんでした。

再会後、一時期は母と一緒に暮らしましたがうまくいかず、母は北海道に帰り、78

歳で誰にも看取《みと》られることなく急死しました。駆け付けた私が母と会ったのは、病院の霊安室でした。これが、「私の家族の物語」です。

診察室から飛び出して、患者さんとご家族の声を聞く

母の死から2年が経ったある日のこと、新聞で中村ユキさんの本の広告が目に留まりました。すぐに購入して読んだ私は感動し、「この人に会ってみたい！」という衝動にかられて出版社に手紙を書き、その後、ユキさんに会ってもらえることになりました。

同じ境遇のユキさんと語り合うことで、「母」と「母の病気」を素直に受け入れられるようになり、精神科医として、それまで患者さんやご家族に「病気の受容」を説きながら誰よりもこの病気を受け入れず、偏見を持っていたのは私自身だったことにも気づきました。

やがて私は、ユキさんが、統合失調症だったお母様のことを実名で公表した勇気に触発されて、自分自身のことを公表しました。

ユキさんへの尊敬から、彼女の背中だけを見て歩き始めたのです。

公表したことがきっかけで、他の精神科医との交流がスタート

精神科医自身が精神疾患に罹り、自殺未遂やリストカットをして薬も飲んでいたことを公にして、これから私の人生はどうなっていくんだろう……。不安でいっぱいでしたが、何か大きな力が働いているような気がして、もう後戻りはできないと思いました。

それまでの私は、片田舎の診療所で働く無名の精神科医でした。自分の過去が負い目で、できるだけ目立たないようにひっそりと暮らしていたのです。

年に1回、専門医の認定ポイントを取るためだけに学会に参加してはいましたが、ポイントが取れる規定時間を超えると逃げるように帰っていました。

学会会場には数千人の精神科医が集まっていましたが、誰とも言葉を交わすこともなく、いつも下を向いて歩いていました。会場の一番後ろの隅っこに隠れるように座ってステージを眺めると、名だたる有名大学の教授や国立研究所の所長、大病院の院長などが居並んでいるのが見えました。

大学には卒業後2年ほどしかいなかった私には、研究の話などは縁がなく、その人たちは手の届かない遠い世界のスター軍団のように映りました。

肝心の自分の診療所でも、やる気があったかというと怪しい限りで、「私なんか、

役に立っているのだろうか。せめて診断書くらいは書かないと……」と自信なく生きていました。

ところが……。人生、何が起こるかわからないもので、公表したことがきっかけで、そんなスター軍団が私に近寄ってきたのです。

初めは「研究者なんて吸血鬼みたいな人間だから、患者だった私の血をサンプルとしてほしいという下心があるのでは？」と疑って、彼らを警戒していました。大学で、たくさんの患者さんが研究の対象となっているのを見てきたからです。

でも、スター軍団の誰一人として、私を研究のサンプルにしようとする人はいませんでした。スター軍団のように見えた精神科医たちは、純粋に私から「患者さんやご家族の気持ちを聞きたい」という思いから声をかけてくれた実直な方々でした。

「自分は患者だったから……」と自身を卑下する癖が抜けず、ここでも精神疾患への偏見を一番持っていたのは自分だったと思い知らされました。

「病院で聞けない話、診察室では見えない姿」を伝えたい

その後、全国の患者さんやご家族からも「話を聞きたい」との依頼が来て、この10年間、行かなかったところはほとんどないくらい日本列島を縦断しました。

数百回に及ぶ講演と、その後の患者さんとご家族との距離の近いお付き合い（ときには泊りがけで温泉につかりながらの長話）が、私の精神科医療への考え方を大きく変えました。

全国の患者さん、ご家族との身近な親交から得た、「病院で聞けない話、診察室では見えない姿」を、私見も交えながら皆様へお伝えしようと思います。

また、「夏苅さんは精神科医なのだから、患者・家族の思いだけではなく、医師として自身の病状に言及した内容も書いてほしい」というご意見をいただくことがあります。公表当初の私は、医師として、そこまで自身の内面に踏み込む覚悟を持てませんでした。「精神医学が病気を治す」ということに対して、希望を持つことができなかったからです。

でも……。公表後10年の年月と新たな人たちとの出会いにより、今の私は精神医学をある一定程度の基盤を持って考えられるようになりました。

「臨床30年の医師が今さら何を言うか……」と思われるかもしれませんが、精神医学はそれ自体が「拠《よ》って立つ」ところが弱い科学だと思います。その中で自分なりの基盤を持てるかどうかは、臨床年数だけの問題ではなく、医師自身の「医学の捉《とら》え方や生き方」までもが影響すると考えています。

公表後10年目にして私はやっと、「医師」としての目で、自分自身の病状を冷静に観察できるようになりました。この本には、そうした観察者としての私の記録も随所に記してあります。そして、これらのことを、精神医学が抱える問題と絡めて、わかりやすく「7つの不思議」としてまとめてみました。

本書が、患者として、患者の家族として、医師として、それぞれの立場から見た精神科医療の問題点を、少しでも改善するためのきっかけになればと思います。

夏苅郁子

注：精神科医療では「患者さん」のことを「当事者」と呼ぶことが多いのですが、本書は一般書であることから「患者さん」という用語を使用しています。

もくじ

第2章

不思議 2

何十年も薬を飲んでいるのに、ゴールが見えない

第7章

不思議7

成人した患者さんに対して、なぜ「家族会」が必要なのか

序章

病気のことが
わかっていないから起こる……
精神科医療の「7つの不思議」

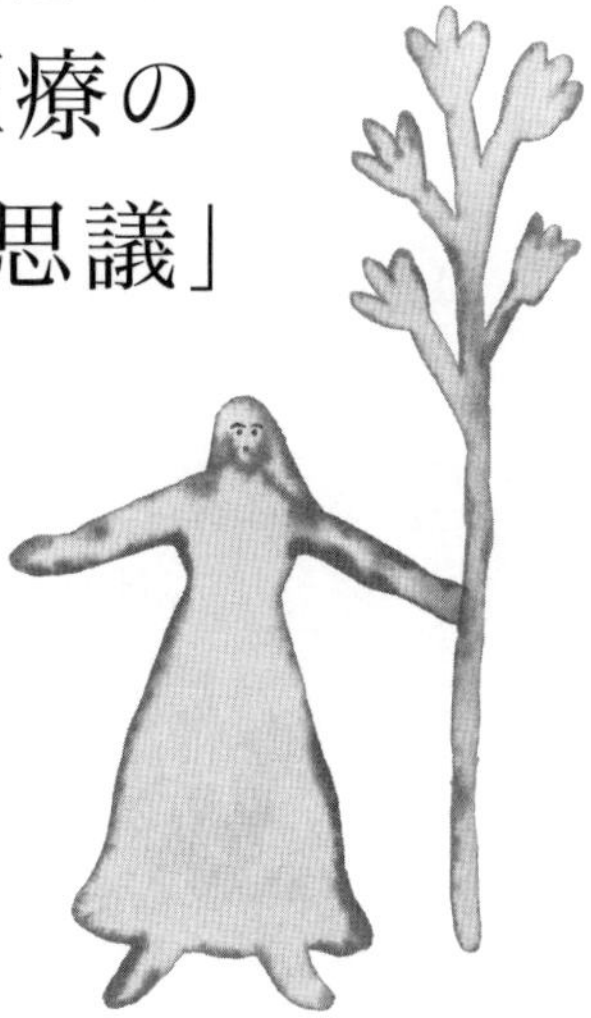

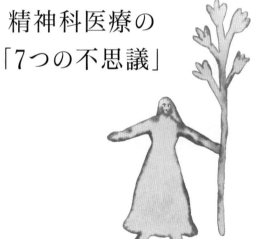

精神医学は、病気の原因を未《いま》だに見つけていない

私が中学2年生のとき、母は精神科病院へ入院しました。

病名などの詳しいことは誰からも教えてもらえませんでしたが、ともかく「入院したのだから、良くなって戻ってくるはず」と信じていました。

けれど退院した母は、なぜか入院前よりさらに具合が悪そうに見えました。

入院前は、興奮すると酷《ひど》い状態だったものの、良いときの母は目に勢いがあり、普通に話すことができました。ところが退院後の母の目は、母らしさがすっかりなくなり「死んだ魚のような目」に見えました。話そうとしても、ろれつが回らず涎《よだれ》を垂らすありさまで、「病院で、どこをどう治してきたのか？」と疑問を持っていました。

また、病院から処方される恐ろしく大量の薬を毎日飲んでいたにもかかわらず、母の「死んだ魚のような目」は一向に良くなる気配がなく、一日中、床に臥《ふ》せるようになりました。

「毎日、病院から出される薬を飲んでいるのに、母はどうして治らないのだろう？」

「医者は、どうして『治る薬』を出してくれないのだろう？」

これは当時の私の、最大の疑問でした。

疑問を抱えた14歳の少女は、やがて精神科医となりました。

母の発症した時代から数十年を経て、精神医学は「病気を治せる医学」となったのでしょうか。少女時代も医学生時代も研修医のときも、そして臨床歴30年のベテラン医師となった今も、残念ながら私の答えは「ノー」のままです。

大学の講義では、精神疾患発症のメカニズムは「○○らしい」「△△かもしれない」といった仮説のオンパレードでした。そうした中でも、医学の進歩により原因やメカニズムがわかったものは精神疾患から外れていきました。

しかし原因がわかっていないものについては、仮説の上に仮説を組み立てているので、何ともすっきりせず……。かといって「精神分析」の創始者であるフロイトの理論や、精神疾患の心理面を取り上げた「精神病理」のことは、難解な文章を何度読んでも「それで、患者は具体的にはどうすれば良くなるのか」がわかりませんでした。

病院実習で精神科病院へ行くと、母と同じ虚《うつ》ろな目をした患者さんが大勢いて、辛くて胸が潰《つぶ》れそうになりました。患者さん本人も辛そうでしたが、面会に来られた家族のげっそりしてやつれた顔が、子ども時代の自分や父の姿と重なりました。

ご子息の入院時に「この子の人生は、もう終わった……」とつぶやいていたあるお母さんの顔が、今も忘れられません。

時折、メディアが「ついに、精神疾患の原因が明らかになった！」と報じることがあります。でも記事をよく読んでみると「精神疾患を模したネズミを使った実験では、このような結果が得られた」という内容で、精神疾患の正体のごくごく一部を、その秘密のカーテンからちらっと垣間見たというものです。

もちろん、それだけでも大変な努力の末の結果なのですが……。

精神疾患の正体は、世界中の頭の良い人たちが何十年と研究を続けても、本当に悔しいことですが、未だにわかっていないのです。

精神医学がこのような状態であることは、患者さんやご家族で気づいておられる方もたくさんいます。けれど、どのご家族も初めから精神疾患の知識を持っている方はおられないので、暗中模索で患者さんを支えることからスタートします。

遅々として進まない治療、質問してもはっきりしない医師の説明に業を煮やしたご家族の中には、60歳を過ぎてから精神保健福祉士の資格を取られた方もいます。

皆さん、発病した身内のために懸命に勉強して、その結果たどり着いたことは「精神疾患の原因は、まだ何もわかっていない」という現実なのです。

わかっていないから「不思議」が起こる

診察室を飛び出し、全国の「患者会（当事者会）」「家族会」を回り、「目からうろこ」が落ちました。

自分自身が患者・家族を経験してきたとはいえ、これまで精神科医として当たり前だと思ってきたことが、患者・家族の目には「不思議なこと」として映っていたという多くの事実を知りました。

そこで10年間で目にし、耳にして驚いた、「精神疾患」と「精神科医療・制度」に関する「不思議」を、7つ列記してみました。

「精神疾患」について

- 不思議1……「病名」を言われずに、何十年と通院している患者さんがいる
- 不思議2……何十年も薬を飲んでいるのに、ゴールが見えない
- 不思議3……精神疾患の原因や薬を見つけるための研究が進んでいない
- 不思議4……医師から「統合失調症はありふれた病気」と言われる

「精神科医療・制度」について

・不思議議5……「病気」を自覚できない人もいるのに、病院へ行かないと治療されない
・不思議議6……思春期の患者さんの入院に適した病院がほとんどない
・不思議議7……成人した患者さんに対して、なぜ家族会が必要なのか

これらの「7つの不思議」は、「精神疾患の原因がわかっていない」からこそ起こるものだと考えられます。

この本では「7つの不思議」の詳しい内容とともに、なぜそれが起こるのか、精神科医としての私が考えた「なぞ解き」を入れました。そして各章には「患者・家族としての私の願い」も記しました。

皆さん（特に医療従事者の方たち）はこれを読んで、この7つが「不思議なこと」なのか、あるいは「仕方のないこと」なのか、どのように思われるでしょうか。

第1章

不思議
1

病名を言われずに、何十年と通院している患者さんがいる

精神科では、医師から「病名」を告げられずに薬が出され、その状態が何十年も続くことがあります。

内科や外科なら、「あなたは○○という病気で、それを治すために薬で治療をします」という説明があるはずですし、患者さんの同意なしに薬を出すことは、本人に意識がない状態以外あり得ません。

また、本人に意識がないとしても、家族への説明は当たり前のことです。

これが精神科になると……。

全国の患者会（当事者会）・家族会を回ってよく聞くのは、「実は、自分は通院して5年になるが、何の病気だかよくわからない」「病名はわからないけど、ずっと薬を飲んでいる」などという話です。果てには「夏苅さんからは、自分は何病に見えるか?」と、初対面の人から聞かれる始末です。

けれど、そういう私も……。

実は、普段の診療で、患者さんに診断名を伝えるのを引き延ばしていることが多々あります。

なぜ医師は、病名を言わないことがあるのか

どうして、医師が病名を言わないということが起こるのでしょうか。
あくまでも個人としての考えですが、説明する際の医師の気持ちを代弁してみます。
もちろん、このように思わない医師もたくさんいると思いますが……。

「病気の原因がわからない」「話を聞くだけでは、診断も病気の鑑別もできない」
←
「○○病とも××病とも言えるし、将来△△病になるかもしれない」
←
「まずは症状を緩和するための薬を出そう」
←
「薬が作用するメカニズムは仮説なので、明快には説明できない」
（あえて言えば、経験則で説明）
←

「だから、薬を飲む理由を明快に説明できない」
（これも経験則で説明）
←
「いつまで飲めば良いのか、医師も本当にはわからない」
（これも経験則で説明）

という構図になります（「薬」については、第2章で詳しくお話しします）。

この構図をそのままにしておくことで、「はっきりとした病名を言われずに、何十年と通院している患者さんがいる」という不思議なことが起こるわけです。

精神疾患がなぜ発症するのか、原因はまだよくわかってはいませんが、科学の進歩により、現在は精神疾患の大まかな全体像はそれなりに見えてきています。

精神疾患の多くは、いくつもの症状が重なっていたり、変化していったりするため、実は1つの病名を付けることが難しいのです。

今までの診断（病名）で収まっているように思えていたのは、境界がはっきりしない精神疾患を、無理やり一つの括《くく》りに収めていたからともいえます。

他の病気のように「あなたは、○○病です」などと断定した診断の伝え方は、本来の精神疾患の実態を表したものとは言えなくなっているのです。

本当に正しい精神疾患の病名を患者さんへ伝えるには、現在の診断方法を変えていく必要もあるのです。

医師によって違っていた診断基準

ところで、実際に精神科医は、どのようにして診断をしているのでしょうか。

その過程を、精神医学の歴史的変遷とともにお伝えします。

まず、原因が解明されておらず、客観的な検査方法がほぼないといえる精神科では、患者さんが話す「主観的な症状」が診断の主な根拠となります。

主観が頼りの診断を可能な限り信頼性の高いものにするために、明確な基準を設けた診断方法を「操作的診断」、その基準は「操作的診断基準」といわれます。

操作的な診断基準が登場する１９８０年（昭和55年）以前は、患者さんの主観のどれを症状とするのか、どこまでを「異常（正常ではない）」とするのかという取り決め（診断基準）がなかったため、精神科医はクレペリン（ドイツ）やブロイラー（スイス）、フロイト（オーストリア）などの、世界的な精神医学の大家それぞれが提唱した病名を、各自の経験や自分なりの解釈に当てはめて診断していました。

当然「医師によって診断が変わる」という事態が起こります。診断が変わると治療方針も変わるので、転院する場合などには大きな問題となりました。

また、少し前までは「幻覚」や「妄想」などの精神症状を訴える患者さんを、すぐに「統合失調症」（2002年までの名称は「精神分裂病」）と診断してしまう傾向があったのですが、よくよく調べると違う病気の患者さんまで含まれていることがわかり、「統合失調症」の患者さんの数が、実際よりも多くなってしまうという事態も起きていました。

実際、患者さんの訴えは聴き取り方（面接技法）によってもかなり違ってきます。Ａ医師が聴いた場合とＢ医師が聴いた場合では、聴き取り方の違いにより診断名が変わってしまうことが多々あります。さらに、精神疾患のような経過が長い病気では、どこの時点で症状を聴き取ったかによって診断が変わってくることもあります。

たとえば、患者さんが躁《そう》状態のときに診察を受けて「最高にいい気分！」と表現したとしても、それだけで判断することはできません。

このように、患者さんの主観だけで判断する偏りも問題となりました。

今、医師が使用している「ＤＳＭ（診断）」

このような状況を一変させたのが、１９５２年の米国精神医学会による『ＤＳＭ』[1]という精神疾患の「診断分類マニュアル」（書籍）の発刊でした。

もともとは、精神疾患の統計調査用に「診断基準」が記されたものですが、１９８０年に改訂された『ＤＳＭ－Ⅲ』は「操作的診断基準」が採用された世界で初めてのものでした。１０００ページほどの書籍ですが、最新版は２０１３年に改訂された『ＤＳＭ－５』[2]です。

日本の精神科医も、診断の他に、学会発表や論文などの公的な場面でＤＳＭを使うのが一般的で、事実上の世界基準とみなされています。

ＤＳＭ－Ⅲの登場は、精神医学にも「共通の診断基準」ができたという意味で、革命的といえる出来事でした。

世界の論文はＤＳＭに則《のっと》り、日本の向精神薬（抗うつ薬、抗不安薬などの総称）の治療もＤＳＭに基づいています。

しかし、ＤＳＭは本来、診療ではなく疫学統計を取るためのものであり、診療に使うときには慎重に扱わなければなりません。けれど、必ずしも診療に適した使い方にはなっていないことが1つの課題となっています。

では原因がわからない精神疾患を、DSMはどのようにして診断するのでしょうか。それまで明確な定義がなかった精神疾患ですが、DSMでは次のように定めました。

「精神機能の基礎となる心理学的、生物学的、または発達過程の機能の障害によってもたらされた個人の認知・情動のコントロール、行動における臨床的に意味のある障害によって特徴づけられる障害群」

つまり「臨床的に意味のある障害」を精神疾患の基準（定義）にするということです。「臨床的に意味のある障害」とは、社会生活に支障がある障害のことをいいます。

そして、それを判断するための項目が挙げられており、「基準の○個（またはそれ以上）が過去12ヵ月の間に存在すること」という、病気別の「症状チェックリスト」を設けています。

チェックリストに沿って症状の聴き取りと観察を行えば、鑑別の必要はありますが、どの医師が診断しても同じ診断名となるはずです。

つまりDSMの目的は、過去の精神科診断の反省を踏まえて、「異なった医師の間でのやり取りを可能にすること」。さらに、「原因を見つけるための調査に使えること」でもあります。精神疾患の原因を見つけるには大規模な調査が必要ということもあり、同じ診断基準にして、データを蓄積することも求められているのです。

このようにDSMは、これまでの「個々の精神科医の解釈による診断」を客観的な診断へ導く役割を果たしました。

……ところが、この診断法には大きな問題があったのです。

「DSM」は、まだまだ過渡期

科学技術が進み、現在は患者さんの主観や見かけの行動だけではなく、血液などを使って検査する「遺伝子についての解析」や「物質によるバイオマーカー」「光トポグラフィを含む脳画像検査」などの最先端技術、亡くなった方の脳の組織を用いた研究などをもとに、精神疾患の患者さんを調べることができるようになりました。

ところが、このような客観的なデータの積み重ねにより、「統合失調症」や「双極性障害（躁うつ病）」「うつ病」「発達障害」などの疾患が境界不鮮明に重なっていることが改めてわかってきたのです。

しかも「病気ではない状態」もまた、この境界の延長にあり、これらは相互に移行可能なものでもあります。たとえば統合失調症の代表的な症状である「幻聴」は、山で遭難したときに起こる「感覚遮断」という状態に晒《さら》されたときにも、診断基準に当てはまるような状態が生じ得ます[3]。

実はＤＳＭでは、異なる症状や質的に違う脳の病変が混じってしまう可能性があるにもかかわらず、同じ病気と判断されることがあるのです。

また安易に「症状チェックリスト」を使うと、5分程度の短時間で診察できてしまう（そのように錯覚してしまう）危険性もあります。精神疾患を客観的な検査が診断に使える身体疾患と同じように分類・診断することは、現段階では無理があるのです。

実際に外来で診ていると、ほとんどの患者さんに複数の症状が混合して見られ、単純な区分けにきっちりと当てはまらない方が大勢います。冒頭に挙げた「説明する際の医師の本音」は、このような状況から発生していると思われます。

ＤＳＭはこのような併存を考えて、診断基準以外に、補足として新たに特定の項目を追加する工夫をしています。

たとえば、これまでは別の病気として区分けされていた「高機能自閉症」や「アスペルガー症候群」は、他の同じような病態とともに「自閉スペクトラム症」という新しい項目に入れられました。

ＤＳＭは、現在の診断基準で診断をしながら、引き続き原因を見つける研究を続け、少しでも原因がわかってきたら、また本の改訂を繰り返しながら精度を高めていくのが基本姿勢です。つまりＤＳＭは、過渡期であり続けているのです。[4]

母の症状を当てはめてみると……

実は私の本を読まれた方から、母の病名について、いろいろなご意見をいただきました。特に多かったのは「あなたのお母さんは統合失調症ではなく、発達障害だったのではないのか」というものです。

私が母の病名をはっきり聞かされていないということからも、このような疑問を持たれる方が多いと思われます。

本には生身の人間を登場させることはできませんし、私の筆力の足りなさもありますが、共に生活した娘として、精神科医として今の診断法に照らし合わせてみても、「母は統合失調症だった」という私の診立《みた》ては変わりません。

また読者の方の中には、母が幼少期から少々変わった子どもだったこと、小学校時代は緘黙《かんもく》で、学校では一言もしゃべらなかったこと、孤独が好きな人だったと記述された部分に着目されて、「発達障害」と判断される方がおられるのだろうと思います。

そうした一面があることは事実ですが、児童精神科医として多くの発達障害の方と接してきた私から見ると、「発達障害」の傾向（スペクトラムといいます）が、多少はあったかもしれませんが、母の病気の中心ではなかったと考えています。

それに対して「統合失調症」の診断が明確に当てはまる症状（幻覚や妄想）は長期間続き、それが母の生活を大きく阻害しました。

私の解釈では、「発達の偏りの傾向があった母は、結婚前に統合失調症を発症。一時期は症状がなくなったように見えたものの、結婚後に再発した」というものです。長期の経過をたどることが多い精神疾患を、ある特定の時期の症状だけを取り上げて1つだけの診断名を付けようとすると、その後に矛盾が出てくることがあるのです。

実は、現在のDSMは、2つの病名を付ける「併存」を認めています。

「精神疾患の分類をステンドグラスのように綺麗にはめ込んだ壁画を描くより、オリンピックの五輪の重なり合うモチーフを描くほうが診療の現実には合っている……」。これは『DSM―5　精神疾患の分類と診断の手引』[5]の監訳者のお一人である高橋三郎氏（埼玉江南病院院長）が「訳者の序」で記された言葉です。

その診断法からするならば、母の場合は「統合失調症」と「自閉スペクトラム傾向」との併存例と捉えることが、適切であると思われます。

このように、現在の精神医学の診断方法は、未だ不十分と言わざるを得ません。

しかし、精神医学が進歩していることも事実です。

これまで「精神疾患」だと思われてきた病気が、その原因がはっきりわかったことで、精神疾患とは別の病気に分類された例があります。

たとえば、「神経梅毒」がそうです。この病気の原因は、「トレポネーマ・パリダム」という細菌が、中枢神経に病変や諸症状をきたすことがわかりました。

進行すると性格の変化や認知機能の障害が起こるため、原因の細菌が発見されるまでは、患者さんは精神科病院に入院させられていた時代もありました。けれどこの病気は細菌によるもので、いわゆる精神疾患ではないことがわかったのです。

ちなみに、原因の細菌が、神経梅毒の患者さんの脳にあることを発見したのは、精神科医ではなく、細菌学者の野口英世でした。

このように、原因がわかったものについては、境界がはっきり区分できる病気として診断名を付ける作業も、精神医学では進んでいることをお伝えします。

精神疾患を巡る「遺伝」と「環境」の問題

精神疾患では、医師が診断をする際に忘れてはならないのが、「遺伝」と「環境」についてです。

がんを始めとした一般的な病気でも「遺伝」や「環境」について語られることはありますが、精神科の一般診療では、意外にもなかなか触れられることはありません。実際に診断をする上で必要であるにもかかわらず、特に「遺伝」のことはよくわかっていないことが多いため、医師も判定に困ってしまい、病名にゆらぎが起こる原因の一つにもなっています。

また患者にとって「病名」を知ることや病気を治すことは大事なことですが、やはり「遺伝」は大変気になるものです。

私は医大生のとき、講義で精神疾患について学びました。講師が精神疾患の遺伝の可能性について話したことを今でも鮮明に覚えています。このとき私は、「自分もいつか母のように発病するのだろうか」と、ただ怯えるだけでした。

研修医のときに意を決して、「母の病気は、私に遺伝するのですか」と、私の事情を知る指導医（研修医を指導する医師）に聞いたことがありましたが、「もう30歳になったんだから、大丈夫なんじゃないの？」という、極めて一般的な返事をもらっただけでした。

30歳を過ぎてから発病する統合失調症もあるので、私は全く「大丈夫」とは思えませんでした。現代でも、同じ質問をしたら同じような返事がくる状況です。

あるいは「親が統合失調症の場合、子どもが発病する確率は10％以下です」などという統計上の数字を医師から言われる方もいるようですが、これも当の本人にしてみれば「答えになっていない」のです。

ですから「統合失調症になる確率は1％（100人に1人の発症）」「親が統合失調症の子どもが発症する確率は10％以下」と言われても、統合失調症の親を持つ子どもにしてみれば、自分の親は既に発症しているのですから1％でも10％でもなく100％なのです。なので、子どもからすれば、10％という数字は安心する根拠には全くならないのです。

患者や家族は確率の数字を知りたいのではなく、「発病するのか、しないのか」の2つに1つを知りたいというのが本音です。しかし、医学的に現段階ではそこまで知ることが無理であることも、受け入れなくてはいけないのだろうと思います。

「遺伝」と「環境」は、相互に関係している

精神疾患を巡る「遺伝」と「環境」の問題については、多くの議論がなされてきました。私自身は、遺伝学を専門に学んだわけではありませんので詳しいことは言えませんが、私も執筆者の一人となり、「公益社団法人日本精神神経学会」ホームページ（http://www.Jspn.or.jp/）に掲載された「こころの病気と遺伝」[6]を参考にして、私自身が「遺伝」と「環境」について、どのように受け止めているのかお伝えします。

「遺伝」という言葉には、本来は「継承」（親から子へ伝わる）という意味と同時に「多様性」（人によってバラツキがある）という意味があります。

日本で最初に入ってきた「遺伝学」は、主に動植物の品種改良のためだったので、「継承」という意味だけが翻訳されたいきさつがあります。本来「遺伝」には「伝わる」という意味合いだけではなく、「様々に変化する」という意味があることも知っておきたいですね。

たとえば、遺伝上はほぼ同じである一卵性双子児ですら性格傾向や学力、経済状態、こころの病気はあまり一致しません。その人が持つ多様な遺伝情報と環境の影響から個人差が生まれるのです。

病名を言われずに、
何十年と通院している患者さんがいる

「こころの病気は遺伝しますか」

「わが子がこころの病気になったのは、親からの遺伝でしょうか」

という質問をされることがあります。

精神疾患は、誰かが持っていた特定の悪い遺伝情報が引き継がれて発症するものではありません。それぞれの人が持つ、多様な遺伝情報と環境の影響から生み出された個人差が、身体の病気と同様に、精神疾患の発症にかかわることがあるのです。

このような病気のあり方を「多因子遺伝による多因子疾患」といいます。

こころの病気は、身体の特徴と同じように血のつながりがある人どうしで「似る」とはいえますが、個人が発症するかどうかの大部分は、多様な遺伝情報と環境の組み合わせが「たまたま揃《そろ》った」ことによるものであり、その人自身を含む誰のせいでもありません。


ここで、遺伝と環境について、私自身の例を挙げて考えてみます。

実は私の書いた本を読んだ方から「夏苅さんは境界型パーソナリティ障害（BPD=Bordeline Personality Disorder)ですよね?」と言われたことが何回かありました。

主治医からはそういった病名を聞いたことはなかったのですが、気にはなりました。

たまたま、ある精神科医から、BPDについて書かれている文章を渡されて読んだとき、私は自身の発病と「遺伝」「環境」との関係、さらに「病名」についての、もやもやした気持ちがかなり整理されました。以下に、その文章を要約します。

「境界型パーソナリティ障害の本質は『他者との関係性』にあると言われている。子ども時代に虐待などの過酷な養育体験を受けると、これらの外傷体験がストレス反応系の遺伝子の働きを修飾する。

つまり、発病は環境だけではなく、遺伝子と環境の相互作用の結果、ストレス耐性が低い状態ができあがる。脳は、その人が感じた内容と過去の記憶との照合から価値判断をする機能を持っている。

BPDの人が他人の表情から根拠のない『怒り』を読み取ってしまいがちなのは、現実を過去のマイナスの記憶と照合してしまうため、記憶を司る扁桃体が過剰に興奮するからだと考えられている。

他者に『怒り』を読み取ってしまったら、他者との関係性が破綻するのは当然である。BPDは、人との関わりという『心』の部分と、遺伝子を出発点とする『脳』という臓器の部分の双方が極めて強い関係性を持った結果としての病であり、『心と脳』の接点と考えられている。

まずＢＰＤは子ども時代に受けた「過酷な体験」が「遺伝子」に影響することで発病する。それは「環境」と「遺伝子」には密接な関係があるということになります。そして脳が、そのような体験を「価値判断」の基準として記憶してしまうために、他人の表情から根拠のない「怒り」を読み取ってしまうのだということです。

母と私における「環境」と「遺伝子」の関係は？

ＢＰＤの論文を読んで、私は、自分の疾患がＢＰＤかどうかにかかわらず、子どもの頃に自分の置かれた「環境」が、「遺伝子」にどのように作用していたかということを考えてみることにしました。

私は未熟児で生まれ、一人っ子です。また、自分自身で流産も経験しました。

私の母もまた、未熟児で生まれた一人っ子です。母には兄がいましたが死産でした。

母の家系には、流産や死産が多かったそうです。

母の父親（私の祖父）は、「まえがき」でお伝えしたように非常に変わり者でした。

家族さえ信じず、家の床下にお金を隠し、夜中に1枚ずつ数えてほくそ笑んでいたそうです。母も、他者との交わりは苦手で、小学生のときは学校では6年間、一言もしゃべらない状態だったそうです。

家系的な傾向や性格の特徴は、人の体質と同じように遺伝の影響を受けていることがわかっています。[8]

けれど一方で、母は私を妊娠中にタバコと睡眠薬を常用していました。妊娠中のアルコールの摂取や喫煙により、未熟児が生まれやすくなることも研究でわかっています。[9]ですから私が未熟児で生まれた原因は、「遺伝」以外に「母体環境」からの影響も考えられます。そして私は、2〜5歳の3年間、伯母宅に預けられ、伯母から安定的に愛情を与えられて育ちました。

5歳から母のもとに戻った私は、近所付き合いなどの他者との交流を好まず、三島由紀夫の著作物を愛好する一風変わった母から影響を受けて育ちます。

家にはおもちゃらしい物はなく、いつしか私も読書が唯一の遊びになっていました。意味もわからないまま、小学生の私は、書棚にある三島由紀夫の本を母に隠れて読んでは空想して、一人遊びをしていました。

また、家事をせずに小説ばかり書いていた母の育児は適切ではなかったものの、母が再発する、10歳頃までの私は普通に学校生活を送っていました。

けれど母の再発により、母と私の2人だけの閉鎖的な空間が小学校時代の私の居場所となり、幻聴と独語を繰り返す母に身の危険を感じながら育つことになりました。

母はいつも「誰かが覗《のぞ》いている」と怖がって、昼間でも雨戸やカーテンを閉め切った生活をしており、私自身も、人に対して過度に緊張してしまう傾向が身に付いたように思います。

生い立ちを振り返ることで気持ちに変化が

振り返ると、私には「過酷な体験」ばかりではなく、幼い頃の伯母による安定した養育体験がありました。さらに、その後の母との生活で、多くの文学作品に子ども時代から触れることとなり、私の想像力が豊かになって好奇心旺盛な性格が引き出されます。

また、一方で他者への警戒心が生まれたものの、それまでは小学校に普通に通い、読書などを通じて想像力や理解力を養うことで、警戒心とは裏腹な「人を求める気持ち」も形成されていきました。

ところが母の再発がきっかけで、両親の諍《いさか》いに母の入院が重なり、他者との関係に敏感で過度に防衛的な反応をするようになります。

私は、青年期に誰でも経験するような恋愛や親との葛藤、仕事上の悩みを乗り越えられず、さらに精神疾患への内なる偏見、また皮肉にも精神科受診により処方された抗不安薬による副作用が加わります。

これらが相互に働いて統合失調症に近い症状が現れ、抗精神病薬が奏効しました。その後は休養や人とのかかわり（人薬《ひとぐすり》）や時間と経験（時間薬）、運により、摂食障害を抱えつつも、うつ病に近い状態に移行して今に至ったのだと思います。

今も弱い部分が全くなくなったわけではありませんが、自身の弱さの扱い方がわかるようになり、健康な状態を維持できるようになりました。

私は、精神疾患には「環境」だけでは説明できない何かがある、それは親からの「遺伝」が関係しているのではないだろうかとずっと不安に思ってきました。そうした疑問を持っていた私はＢＰＤに関する論文を読み、自分自身の生い立ちを振り返ってみることで、症状を起こしたプロセスが腑《ふ》に落ちました。

「遺伝」と「環境」は、良くも悪くも影響し合っていると思えたからです。

すると「自分が病気になったのは、親の精神疾患（遺伝）のせいだ」と親を恨《うら》む気持ちがなくなって楽になりました。

ところで私がBPDかどうかですが、私の青年期における様々な逸脱行動は、その部分だけを見ればBPDの診断基準に当てはまります。けれどBPDは、「1人の人に過剰に執着する」という防衛的な反応があることが特徴だといわれています。私の場合は、濃密な対人関係を形成しようとする気持ちはなく、新規開拓という形で、「人に助けを求める」ようになっていきました。これはBPDの特徴とは異なるものです。

私の病気は、「摂食障害」「うつ病」「短期精神病性障害」などが併存していたものです。このような状態を見かけの症状だけで診断する「現在の精神科診断」に当てはめると、非常にわかりにくく誤解を生みやすいという警告に、私には思えます。

病気の原因は、「遺伝」と「環境」と「運」

私は、精神疾患の原因を、「遺伝」「環境」の他に、「運」を加えた3つの要因で捉えています。そもそも遺伝に対する誤解は多く、遺伝だと思われているものがそうではなく、遺伝ではないと思われていることが遺伝だということもあるのです。

受精から出生までの胎生期（妊娠期間）で脳は作られますが、その過程は、ほぼ遺伝的なプログラムによるものです。けれど胎生期だけで完了するものではありません。記憶や学習に重要な「海馬《かいば》」という脳の領域などでは、生涯にわたって改変や修正を受けながら、神経の産生が続くことが知られるようになりました。[10]

一方、結核は感染症で、遺伝には関係ないと思う方も多いと思います。しかし、結核にかかるかどうかには、遺伝が関係していることがわかっています。[11]

1920年代、結核の発症に遺伝が関係しているのではないかと考えたドイツの遺伝学者は、一卵性双生児と二卵性双生児を比較することで、遺伝が結核の発症にどの程度関係しているかを研究しました。

研究の結果、双生児の2人とも結核を発症する確率は、一卵性双生児が二卵性双生児より約45%高いことが判明しました。すなわち、結核の発症には「結核にかかりやすい」という遺伝的な素因が関係していることが示唆されたのです。

けれど問題は、「遺伝」と「環境」のどちらが重要かという、2つが対立する概念であるかのように扱われてきたことだと思います。最近では、精神疾患も含めてどの病気も、遺伝と環境のいずれもが重要であり相互に影響していると考えられています。「精神疾患と遺伝との関係」はまだまだ誤解や偏見が強いので、精神科医も正しく説明できるように勉強することが求められます。とはいっても遺伝学は相当に難しく、

病名を言われずに、
何十年と通院している患者さんがいる

私も頑張って勉強はするもののなかなか頭に入らず、付け焼刃で簡単にわかるものではないと思い知りました。

そうであるならば、自分自身は専門知識までにはたどり着けなくても、質問があれば聞けるような専門医を知っておくことは、臨床に携わる人間として大事ではないかと思っています。

臨床遺伝専門医として、尾崎紀夫氏（名古屋大学大学院医学系研究科精神医学・親と子どもの心療学分野教授）と石塚佳奈子氏（名古屋大学医学部附属病院助教）がいらっしゃいます。

私は、このような専門医の方たちの論文などから勉強したいと思っています。

お二人は、「精神疾患の遺伝要因を当事者やその家族とどう話し合うか」というテーマの論文[12]で、こう述べておられます。

「あらゆる出来事には偶然が関与する。偶然とはつまり『運悪く病気になった』ということである。がん遺伝学の大家、バート・フォーゲルシュタイン（アメリカ）らは、がん発症に遺伝要因・環境要因に加えて偶然が大きく寄与することを生物統計学的手法で論じ、発症の大部分は『その人のせいではない』ことを科学的に立証した」

また「小精神療法」（40年前に提唱された、うつ病の精神療法の一つ）で著名な笠原嘉氏（名古屋大学名誉教授）は、「運」についてこのようにおっしゃっています。

「『運』というものが人間にはある。たまたま『運わるく』というところが大ていの病気の発生にはつきまとう。精神病も例外ではない。『運因』と言ってもよいのである。第一線をいく臨床家こそこの『運因』をもっともよく知っているはずだ。

　われわれ平均人健康人（原文ママ）より、遺伝、家庭関係、能力、対人関係、その他において一寸ばかり不運が重なったのであって、そんなに違いはしない。精神医学的ケースとは元来そういうものなのではないか[13]」

　医師として使いにくい「運因」という言葉を、敢《あ》えて用いた笠原氏に敬意を表します。私は「運因」は本当のことだと思っています。「人生は基本的には不公平」というのが、60年余を生きてきた私の実感です。

「運」は人の手で変えられるものではありませんが、少なくとも「遺伝と環境」による影響は、医学の力などで変えられる領域になっていくと私は思っています。

　話は少し飛躍しますが、精神疾患発症の原因遺伝子のことが詳しくわかれば、少なくともその部分においてｉＰＳ細胞（＝人工多能性幹細胞。再生医療などに重要な役割を果たすことが期待されている新しい細胞）などを使って遺伝子からどのようなメカニズムで発症に至るかがわかり、メカニズムに沿った治療法が開発できます。医学の進歩の証として「治せる部分は、治すことができる」といえる日が来ることを、患者・家族の一人として、また臨床医としても忍耐強く待とうと思います。

患者・家族としての私の願い

病気を理解するには、病気の説明が必要です

現在、精神医学で分類されている「病名」は、本来の精神疾患の原因から区分されたものではなく、異なった原因のものが雑多に混ざった状態です。そのことを、きちんとわかりやすく患者さんやご家族に説明する義務が、精神科医にはあると思います。これは、専門知識を得た者の責務だと考えます。

実は、私は主治医から、きちんとした病名を説明されたことはありませんでした（父には伝えていたようですが）。それでいて、薬を飲むように求められました。

「説明されないなら、聞けばいいじゃないか」と思う方もおられると思います。それはもっともな話ですが、医療場面において患者と医師は決して対等ではありません。

私や母が治療を受けていた時代は、患者と医師の関係は「パターナリズム」（上下関係のある家父長主義）の時代でした。

質問どころか薬の副作用さえ訴えることもままならない時代で、医師の言うとおりにおとなしくしているのが「良い患者」と思われていました。

私は、全国を回ってたくさんの患者さんやご家族とお話しする中で、「統合失調症の治療ガイドラインを作るとしたら、どんな内容を盛り込んでほしいですか」と聞いたことがあります。第1に挙げられたのが「病気の説明」でした。

この「病気の説明」には、「今後の見通しについても、具体的に説明してほしい」という願いが込められています。たとえば、

1. 私はこれからどうなるのか
2. 私は何をしたらいいのか
3. 今後、具体的には何をしてもらえるのか
4. 私は病気の経過の中のどの辺にいるのか、どの程度の確率でどんなことが今後起きるのか

こうした質問が「病気と共に生きている」患者にとってどれだけ大切か、私は患者だった当時を思うたびに身に染みて感じています。

当時を振り返ってみると、実は私が一番望んでいたのは、「一緒に悩んでくれる」医師の姿勢でした。

「質問促進パンフレット」

２０１６年に統合失調症の患者さんやご家族、支援者の方たちが精神科医に尋ねたいことを率直に尋ねるための「質問促進パンフレット」を作成しました。患者さんやご家族の意見をもとに、精神科医を始めとした専門家が集まって作ったものです。

統合失調症の患者さんに限らず使用することができ、誰でも無料でダウンロードできます（https://decisionaid.tokyo/）ので、受診するときの参考にしていただければと思っています。

実は、このパンフレットには、医師に面と向かって聞くには躊躇《ちゅうちょ》してしまうような内容も入っています。お手本にしたのは、がん患者さん向けの冊子でした。

精神科だけではなく、がんのような、ときに命にかかわる状況になっても、患者さんは医師になかなか質問しにくいことがわかります。

質問促進パンフレットでご紹介する質問は、医療者が「人」として患者さんに向き合う際に「当たり前に」説明すべきことが並んでいます。

項目は、病気、薬、治療、不調、病気の見通しについて、日常生活、社会生活、家族や支援者について、知りたいことについて。この他に、聞きにくいことを質問するためのものもあります。

ぜひ、患者さんも医師のみなさんも、パンフレットを診察時に利用してください。

その場では答えられない医師もいるかもしれませんが、それは宿題になり、答えられなかった質問を医師は考えるはずです。なぜなら、その医師が担当する患者さんが、「医師に答えてほしい」と希望している質問だからです。

一方、患者さんにもお伝えしたいことがあります。皆さんが聞かなかったら、質問の存在さえ気づかない医療者が実はたくさんいるのです。

以前、このパンフレットを見た精神科医から感想を聞いたことがあります。

「こんなにたくさんの質問に答える時間なんて、ない!」

「自分は、こんな難しい質問には答えられない」

このような反応も少なからずありました。でも、解決策はあると思います。

まず、時間の問題ですが、患者さん・ご家族も一度に多くを聞こうとせずに「今日は、この質問1つにします」と、あらかじめ質問の数や想定時間を医師に伝えておくと、医師も安心できます。

ダラダラと終わりの目処《めど》が立たない質問は、どんな会話でも相手をうんざりさせます。患者・医師関係においても、会話のルールは必要ですね。

医師が「難しい質問だ」と思うのは、学んでいない質問が入っているからです。たとえば「私の病気の原因はなんですか？」というのは、その典型例です。おそらく、誰も正解を答えられないのが現実です。

この質問促進パンフレットは、「正解を答える」ものではありません。今の精神医学では「何がわかっていて、何がわかっていないのか」を患者・家族・担当医みんなで確認して、目の前の症状をどうするかを話し合うことが目的なのです。

病気の克服・症状の改善という同じ目的のために、「共同意思決定」をするための1つの道具としてパンフレットを活用してください。そして、それぞれが使いやすいように改善してください。

パンフレットは100人以上の患者さん、ご家族から聴き取った、どれもが大事な質問です。堂々と、質問してみましょう！

「インフォームドコンセント」から「共同意思決定」の時代へ

時代が変わり、現代の医療は、強い立場の医師が患者の治療を一方的に決める「パターナリズム」から、「インフォームドコンセント」の時代となりました。

「インフォームドコンセント」は、ある医療行為を医師が行う際、治療の目的や効果・

副作用などについて患者さんに説明し、同意を得たうえで治療するというものです。インフォームドコンセントが正しく行われるならば、それは大変有用ですが、現状では形骸化の傾向が目立ってきています。

本来は「十分な説明」のうえで「医師と患者双方が話し合って同意」するはずが、医師は治療の決定を患者へ丸投げしてしまう傾向があります。けれど、いくら説明されても、医師と患者の知識の差には絶対的なものがあり、患者と家族だけで治療の選択をするのは不安極まりないことです。

そこで、インフォームドコンセントからもう一歩踏み込んで、近年は「共同意思決定」という概念が提唱され始めています。文字どおり、「患者と医師が互いに情報を交換して、治療方針を共同で決定する」というものです。この概念の大きな特徴は、「お互いが決定に責任を持つ」という点です。

パターナリズムでは医師が責任を持ち、インフォームドコンセントでは患者が責任を持ちました。私は医療においては、医師も患者も「医療行為の当事者」であるからには、双方が責任を持つことが本来の考え方だと思っています。

精神科だけではなく、すべての医療でこうした考え方が広まることが患者さん、ご家族の願いではないでしょうか。

第 2 章

不思議
2

何十年も薬を飲んでいるのに、ゴールが見えない

私の母は50年間（！）、私自身も7年間、精神科の様々な薬を飲んでいました。

こんなにも長期にわたって薬を飲んでいても、実は、精神科の薬が全く役に立たなかったとは私は思っていません。おそらく、母も私と同じ思いです。

母が怖がっていた幻聴（母を嘲《あざけ》り、笑う声が聞こえたそうです）は、薬のおかげで消えてくれました。私も一時期、物が奇妙に見える「知覚変容」という症状に苦しみましたが、それも服薬により改善しました。

ただ……。

精神科の薬物療法は、「始まりはあるがゴールがない」という点が問題だと思います。精神科医に「私はいつまで薬を飲めばいいのですか?」と聞いても、ほとんどの医師は曖昧《あいまい》な返事になることが多いと思います。

つまり、いつまで飲めば治療が終了と言えるのか、目処が立っていないのです。

薬を出すときの精神科医の本音とは？

第1章では、病気について説明する医師の気持ちを代弁しました。

もちろん、すべての精神科医が同じとは言いません。確固たる自信を持って説明できる医師もいるでしょう。しかし「病気の原因がわからない」のは、どの医師も同じです。そうであれば、薬を決めるときも、

「病気の原因はわからないが、症状が緩和されて、もしかしたら良くなるかもしれないと思われる薬を出そう」
←
「薬が作用するメカニズムは仮説なので、明快には説明できない……」
（あえて言えば、経験則で説明）
←
「だから、薬を飲む理由も明快に説明できない」
（これも経験則で説明）
←

「いつまで飲めばよいのか、（医師も）本当にはわからない」

（これも経験則で説明）


という構図は、繰り返されることになります。

こうして精神科では、「いつまで」という目処もなく、対症療法的な薬物療法が続けられることになります。

私自身のこれまでの診療を胸に手を当てて振り返ってみると、どこかで患者さんに「質問する隙《すき》を与えない」雰囲気があったように思います。

質問されると「私も実はわからないんです……」と白旗を掲げる羽目になる。それは医師として好ましい態度ではない……。どこかでこう思い込んでいたように考えます。こうなると、患者さんと医師の間に大きな壁ができてしまいます。

精神科の治療では、患者さんの主観（本人が症状をどのように感じ取るか）が大きな判断となります。質問しない患者さんと答えたくない医師の関係では、丁寧に主観を聴き取ることもなくなってしまいます。

よって、医師が「終わり」のタイミングを探す努力をすることなく、ゴールのない薬物療法が続くのではないでしょうか。

今、使われている薬は、偶然な出会いから生まれた

「私たち患者は、やってみなくてはわからない世界で治療を受けているんです」

精神疾患に限ったことではありませんが、私は、精神科の薬を飲んでいる患者さんの気持ちを医療者に伝えるときには、患者の側に立って、このように言っています。

精神科を受診すると薬を出されることが一般的ですが、それにしても、原因がわかっていないのに、どうして治るかどうかわからない薬を出せるのでしょうか。

実は、精神医学に限らず医療一般に、「原因はわかっていなくても、とりあえず患者さんが訴えている症状に効くのなら薬を使ってみよう」という考え方があります。

少し前に結核の例でお話ししましたが、結核の発症に至った原因をすべて考えて治療しなくとも、抗生剤を使って結核菌が増えているのを抑えれば良くなる、という例があります。

医学の本来の目的は原因究明ではなく、目の前で症状を抱えて困っている人を助けることだからです。

では、なぜ原因がわからないにもかかわらず、病気の「症状に効く」(効果がある)ことがわかるのでしょうか。

現在使われている精神科の薬は、「セレンディピティ」、いわゆる偶然によって予想外のことが重なる「幸運な偶然」から発見されたものがとても多いのです。

たとえば「双極性障害」（躁うつ病）の治療薬として、現在でも第1選択とされる「炭酸リチウム」は、偶然による発見でした。

1949年、オーストラリアの精神科医・ジョン・ケイドは、双極性障害の患者の尿中に、その原因物質が含まれているのではないかと考えました。

患者の尿中の尿酸を「リチウム塩」にして水に溶かしてモルモットに注射したところ、なぜか鎮静作用が認められたのです。

その後、ヒトに投与して、この鎮静作用は、リチウム塩のためだったことが認められました。現在でも、なぜリチウム塩が、気分の変動に効くのかについての正確なメカニズムはよくわかっていません。

精神科の薬物療法は、とにかく飲んでみるという「経験則」

一般に医師が処方する薬は、厳格な試験（治験）を行い、基準をクリアしたものだけが国から認可されます。

「二重盲検ランダム化比較試験」といわれるものが、その一つです。

この方法は、対象者の患者さんをランダム（無作為）に「実薬」、あるいは「偽薬」を服用する2つのグループに分け、処方した医師も服用する患者さんも、どちらのグループかわからない状況下で薬の効果を判定するものです。

患者さんは、自由意志の下で同意書にサインして試験に参加します。

精神科の薬についても同様の治験が行われますが、問題は患者さんの同意です。

他の病気との違いは、精神科の患者さんの中には、自分が病気ではないと思っている方（第5章）や、治療を拒否される方も多くいるということです。

実際に治療が困難となるのはこうした方々であり、本来このような方への薬の効果判定こそが求められるはずですが、そうした患者さんは治験への参加に同意されないことが多いのです。また同意されたとしても、途中で翻意されることもあります。

また、実薬か偽薬かわからない状況なので、倫理的には症状が安定している患者さんに対して行われることが前提となります。しかし、実際の治療で難渋するのは、症状が不安定な患者さんなのです。

「二重盲検ランダム化比較試験」は、可能な限り公平に治療効果を判定するために考えられた方法ですが、その判定が実際の治療でも同じかどうかは、結局は実際に個々の患者さんに投与して確かめていくしかありません。

精神科の薬物療法は「飲んでみたら良くなる人が多いのだから、とにかく飲んでみよう」という「経験則」で成り立っています。

しかし飲む側としては、なぜ効くかのメカニズムが解明されてほしいと思います。そうすれば服薬に納得でき、副作用に耐えようという気にもなれますし、拒薬《きょやく》（服薬を拒否）する人も少なくなると思うからです。

それでも薬を、有益なものとして捉える

混乱に拍車をかけるのが、第1章でお話しした精神科の診断方法です。「診断に基づいて薬を出す」という医学では当たり前のことが、精神科では建前どおりにいかないことがわかります。

最近は、薬にだけ過剰な期待をかけるのではなく、「人薬」や「時間薬」が大切と考えられるようになっており、「認知行動療法」（自分自身の思考や行動を把握して、認知の仕方や行動パターンを整えていく治療法）などの、薬を使わない治療法も進んでいます。またこれらは、研究により治療としての科学的根拠が証明されています。

私が「人薬」「時間薬」という言葉をよく口にするので、薬物療法に批判的であると思う方もおられるかもしれませんが、薬物療法が必要ないとは、私は全く思っていません。

それは精神科医としての考えというより、目の前で母の症状を見てきた家族としての思い、そして私自身も7年間、精神科の薬を飲んでいた患者としての実感です。

母の症状が酷いときは、昼夜を問わず身に覚えのない攻撃をされ、父も私も毎晩眠れず疲労困憊《こんぱい》でした。「傍で寄り添い、静かに話を聞いて、落ち着くまで待つ」などと悠長なことは、交代してくれる人がいるから言えることです。

3日間、ほとんど眠らせてもらえなかったとしたら、それでも対話をし続けることができる支援者はどれだけいるでしょうか。支援者には、机上論ではなく患者・家族のリアルワールドを知ってほしいと思います。

母が父に後ろ手に縛られて強制入院したことは、父と私の深い心の傷となり、それは生涯消えないと思います。

父は母の入院時の話をすることを、ずっと避けていました。それでも、母が入院したことで「今晩からやっと眠れる」「ご飯が、ちゃんと食べられる」と安堵したことも事実です。母の脳の終わりなき興奮は「病気」としか言いようがなく、脳に休息を取らせる薬が必要でした。

偶然に発見された薬であっても、薬は有益であると捉えて私は感謝しています。

私の服薬体験
――薬によって得たこと、失ったこと

患者さん・ご家族の方たちに「統合失調症の治療ガイドラインを作るとしたら、どんな内容にしたいですか？」とお聞きしたとき、第1に挙がったのが「病気の説明」でしたが（前出）、その次が「減薬と断薬」でした。

現在、国は「多剤併用療法」（同じような作用の薬を、同時に何種類も使うこと）を避けるため、精神科の薬を多剤処方した際は、処方した医師の診療報酬を減点するという政策をとっています。実は、あるご家族から、

「医師が減薬に積極的に取り組もうとしないのは、診療報酬の他に、本当は『治る』と思っていないからではないですか？」という、厳しいご意見をいただきました。

そう言われてしまうほど、精神科医の減薬への努力は患者さん、ご家族から見ると、まだまだ合格点はつけられない段階だということです。

医療者が「治ること」をあきらめてしまったように見える態度をとることは、患者・家族を絶望させます。

それではここで、医大生の頃に「重度のうつ」と「摂食障害」を発症し、その後7年間にわたって薬物療法を受けていたときの「夏苅郁子」を医学的に観察しながら、「減薬と断薬」について考えてみます。

怯えや興奮から解放されるための薬

医大生の頃の私は、1人で部屋にいても絶えず人の目が気になり、脅かされているように感じて1日中、怯えながら過ごしていました。

人の脳は、自分が必要とする外からの刺激と、そうではない刺激を識別しています。必要ではない刺激は、無意識にトーンダウンされて知覚されるので、通常は大勢の中にいても混乱せずに過ごせます。

私の脳は、そうした刺激の取捨選択ができなくなっていました。この状態は、発達障害の方の感覚過敏の状態とも似通っているようです。

私の病的に過敏な脳は、カウンセリングや「人薬」以前に、薬によって脳の活動を半ば強制的にであっても落ち着かせることが必要でした。そうした落ち着きがなくては、他者との会話も成立しないからです。

あのとき薬がなかったなら、私は今、この世にいなかったのではと考えてしまいます。それくらい当時の私は、人の視線が怖かったのです。私が薬で得たのは、必要のない怯えや興奮からの解放でした。しかし、失ったものも大きかったのです。

それは、副作用による身体的な健康と日常生活です。薬を飲んでみて初めて、私は授業で習った薬理学の内容と、薬を飲んだ実感とが一致しないことに戸惑いました。

当時、私には大量の「抗不安薬」が処方されていました。

「ベンゾジアゼピン系」といわれる薬物で、その中でも、血中濃度が半分になる時間が短い「短時間作用型」の薬でした。ベンゾジアゼピンは脳細胞の働きを抑えるGABA《ギャバ》（ガンマアミノ酪酸）という物質の働きを強めて、不安を軽くしたり、睡眠に導いたり、てんかん発作を抑えたり、筋肉の緊張を低下させたりします。したがって精神科以外の診療科でも、現在、日常的に処方されています。

短時間作用型なので、持ち味は「即効性」です。服用すると胸の圧迫感や息苦しさ、冷や汗、手の震え、動悸《どうき》（これらは不安から起きることが多い症状です）は、ものの数分で嘘《うそ》のように軽くなりました（効果が消えるのも、早いのですが……）。

私は、「大脳辺縁系（感情などに関係する）の神経活動が抑制されると、こんなにも楽になるのか！　薬は凄《すご》い！」と感嘆しました。

頑固な不眠にも、こうしたベンゾジアゼピン系の薬は効力を発揮しました。

それまで寝付くのに数時間かかっていた私は、毎晩「寝なくてはならないノルマ」を抱え込み、朝から「今日は眠れるだろうか？」と睡眠のことばかり気にしていました。目が覚めたときから「ぐっすり寝てみたい」と思いながら、やっと布団から出る毎日でした。それが、抗不安薬を飲むと魔法のようにぐっすり眠れたのです。

日常生活を送れないほどの副作用

ただし、抗不安薬で「不安は減ったのか」と問われたら「ノー」と答えたと思います。なぜ「抗不安薬」は、私の「不安」を減らせなかったのか。

それは「依存」と「耐性」の問題です。効き目が早い薬ほど脳はその効果を覚えてしまいます。それまで何とか持ちこたえていた小さな不安さえも「手軽に楽になる」方法を知ってしまったため、すぐ薬に頼り邪魔な不安を追い出そうとします。

しかし、生きている限り不安のない人間はいません。薬だけで解決しようとすると、一生、薬が手放せなくなってしまいます。また服用を続けると、当初は少量でも効いていた薬が量を増やさないと効果を感じなくなっていきます。

私は、処方された日からいくらもたたないうちに、すっかり抗不安薬に「病みつき」になってしまいました。

主治医は、いわゆる「抗精神病薬」といわれる依存性がほとんどない薬も出したのですが、こちらは飲んでも即刻性はなく、逆に副作用により頭は働かず、身体がとてもなく重くなり、立ち眩《くら》みや便秘、口の粘つき（「抗コリン作用」による唾液の分泌低下のために起こる）に苦しみました。

ちょうど医学部5年生の頃で、各科を回る臨床実習があったのですが、立ち眩みばかり起こして実習をまともにこなせず、夏休みに追加実習をさせられました。特に口の粘つきと舌のジストニア（向精神薬の副作用の1つの症状で、筋肉の緊張により、不自然な動きをすること）のために「舌が上顎《じょうがく》に張り付いた」ようになり辛かったのです。

このような状態になると、実習で患者さんから症状の聞き取りをしなくてはいけないのですが、長く話せないのです。患者さんが診察時に、大きなペットボトルに入った水を持参している理由が凄くよくわかります。水を飲みながらでないと、話せないからです。

こうした副作用は、ごく普通の日常生活さえ患者さんから奪ってしまうのです。

現在の新しく開発された薬では、多少、副作用は軽減されていますが、完全には解決されてはいません。

考えてみれば、感覚過敏になった脳を鎮める作用があるということは、身体全体の代謝が鈍くなってしまうので、このような副作用が出るのは当然といえます。

副作用のことを主治医に言えない私は、勝手に薬の間引きをするようになりました。「抗不安薬」だけを選んで飲み、「抗精神病薬」は捨てるようになったのです。

私はこのとき、知覚変容（物が歪《ゆが》んで見える、壁のシミが人の顔に見えるなどの感覚異常）を伴っており、精神疾患の分類では統合失調症に近い位置にいたので、統合失調症の治療薬である「抗精神病薬」の服用は必須でした。

しかし「抗精神病薬」がなぜ必要なのか、説明されていないのですから、飲み心地の良い薬だけを選ぼうとするのは当たり前の成り行きです。医学生でしたから、講義で精神疾患のことは学んでいました。しかし、学んだことと実際の自分の症状を客観的に結びつけることは、まだ臨床経験のない私には無理なことでした。

治療のメインではなかったはずの抗不安薬の量がどんどん増えていき、処方できる最大の量で常に飲み続け、やめられなくなりました。いわゆる「常用量依存」という状態です。

「常用量依存」とは、規定の量はきちんと守って飲んでいるため、見かけは「危険レベルの依存症」ではないのですが、「やめられない」状態には違いないので、やはり「依存症」なのです。そして困るのは「薬剤耐性」もついてしまうことです。

アルコールなども同じですが、飲み続けていくうちに同じ量では効果が得られなくなり、服用量が増えていきやすいのです。こうなってしまうと「危険レベルの依存症」も目前となってきます。

命がけの事故が、薬をやめるきっかけに

ところが、そんな私が抗不安薬をやめることができたのは、皮肉にも命がけの事故がきっかけでした。

医学生だったある日のこと、風邪をひいた私は常用している精神科の薬と市販の風邪薬を一緒に飲んで、近所の内科クリニックを受診するために、車を運転して行きました。

風邪気味だったにもかかわらず、そのときの気分は「ふわふわした心地良さ」がありました。そして、「軽々とした気持ちで」運転していた私は、クリニックの駐車場の塀に、思いっきり車をぶつけてしまったのです。

大音響に驚いて飛び出してきた院長は私の身元を聞くと、私から車のキーを取りあげ「医学生のあなたの将来のために、キーは私が預かります」と言い、さらに「あなた、何か薬を飲んでいますか？」と私に尋ねました。

これだけの薬を飲んでいると伝えると「あなたが何科の医者になるか知らないが、こんな大量の安定剤（抗不安薬）を出す医者にだけはならないように」と諭されました。幸いけが人も出ず、私は軽傷で済んで、破損した車は父により廃車にされました。以後、私は現在に至るまで、ハンドルは握っていません。

これには、後日談があります。私はこの親切な内科医にお詫びもお礼もしていなかったことを思い出し、事故の数ヵ月後にクリニックを訪ねてみました。

私を見た内科医は「あのときの学生さんのお姉さんですか？」と言ったのです。

事故当日の私は外見も立ち居振る舞いも幼く、とても医学部5年生には見えなかったそうです。私は元来小心者で、運転のスピードが遅過ぎてパトロール中の警察官から呼び止められていたほどでした。

そんな私が、なぜ事故を起こすほどの行動をとったのでしょうか？

考えられるのは、「ベンゾジアゼピン系薬物による奇異反応」[2]です。

「奇異反応」とは、葛藤の多い環境や、もともと衝動コントロール不良な人、中枢神経に脆弱《ぜいじゃく》（弱い部分）性のある人がベンゾジアゼピン系の薬物やアルコールなどを摂取すると、ＧＡＢＡに作用して脳の抑制が取れて気が大きくなり、衝動性・攻撃性や興奮が遷延《せんえん》（長引く）する可能性が生じることだと説明されています。

私の医学生時代は、両親との折り合いや交友関係などの失敗と破綻の連続で、まさに葛藤の多い環境でした。また私は、子どもの頃から忘れ物や不注意が多く、中学生のときに受けた「クレペリン検査」（能力の特徴と性格や行動面での特徴を調べる心理検査）は最下位に近い点数でした。

注意欠如多動症の範疇《はんちゅう》に入る私の特性は、中枢神経系に起因しています。

このような素因を持つ人に、ベンゾジアゼピン系の抗不安薬を大量に投与するとどうなるか……。奇異反応が起こっても不思議ではありません。

私の青年期の大胆な行動の謎が、30年ぶりに解けました。

最終的に私を支えたのは、「一生懸命さ」が引き寄せた「人薬」

事故を知った主治医は薬を減量し、私も命がけの事故により、さすがに真剣に減量を努力しました。回復には時間がかかりましたが、それ以降、少なくとも他人の命を巻き込むほどの危険な行動はしていません。

安易に「楽になるから、薬を増やして」と主治医に請うことをやめ、薬以外の方法を模索するようになりました。

ただ、当時は現在あるような「認知行動療法」などの、薬以外の治療はほとんどなく自己流でした。抗不安薬の代わりに、酒やコーヒーをがぶ飲みしたり、タバコを1日に40本も吸ったりしました。

なんとなく「歩けば治る」と信じて、遠くにある神社まで毎日歩いて柏手《かしわで》を打って拝んでいました。本当に毎日が闘いで必死でした。

悪戦苦闘しながらも、薬に「病みつき」になった私を最終的に支えてくれたのは「人薬」でした。しばらくして、タバコや酒の代わりに、私の寂しさを埋めてくれる人たちが現れ始めたのです。

人は、寂しいから物に頼るのではないかと私は思っています。

中学・高校で親しい友人はできず、6年間も大学に通いながら、そこでも友人はできませんでした。それには「人の視線が怖い」という症状も影響していたと思います。

研修医になっても、アパートと病院を往復するだけの毎日で、日曜日が嫌いでした。

丸一日、誰とも話をしない日は恐ろしく孤独でした。20年近く、そんな孤独な状態が続くと、「自分は一生、こうやって一人で寂しく歳をとっていくのか……」と、暗い将来しか見えなくなりました。

そんな私が、どうして「人薬」といえる人たちと出会えたのか……。

現代のような出会い系のアプリもない時代でした（あったら、かえって危険だったかもしれません）。ただ一つ言えることは、真面目だけが取り柄だった私が、調子を崩したとき以外は、目の前の仕事に黙々と取り組んでいたこと、それを見てくれていた人たちがいたということです。

人薬となってくれた人たちは、「あなたの一生懸命働いている姿に惹《ひ》かれた」と言ってくれました。「一生懸命さ」が、数十年の孤独のトンネルから私を抜け出させるきっかけを作ってくれたのかもしれません。

でも今振り返っても、数十年のトンネル時代は本当に長過ぎる人生の冬でした。

減薬、断薬は、自分の症状と照らし合わせながら主治医と話し合いを

私は、薬物依存は治療施設という「箱物」ではなく、「人薬」が必要だと思っています。国には収容施設を増やすだけではなく、薬物依存を理解する人を増やすような

政策をお願いしたいと思います。

人薬に励まされ、助けられながら死に物狂いの努力で、私の飲む薬は少しずつ減っていきました。薬が1錠減るごとにみんなから認められた気がして、顔を上げて町を歩くことができました。

とうとう薬がすべてなくなった日のことは、忘れられません。通勤中のバスの窓から見える景色が昨日とは違って見えるのです。キラキラと輝いて見えて「世界中から許された」気がしました。

だから……。ずっと薬を飲まなくてはならない辛さは、私には大変苦しい思い出として今でも心に残っています。ですから、それを続けておられる患者さんも、支えているご家族も、私は本当に「強い人たち」だと尊敬しています。こうした方々のためにも、精神疾患の原因がわかる日が、一日も早く来ることを願っています
なお、私が薬をやめられたもう一つの背景には、やめた当時の私の症状が、統合失調症に近い症状が消失しており、うつ病の症状のみになっていたこともあると思います。その人の症状に合った、薬との付き合い方が重要です。患者さん、そしてご家族の方たちに理解していただきたいのは、減薬・断薬を無理に焦って進めることは、かえって身体を痛めてしまうということになりかねないということです。

あくまでも主治医と相談しながら、行きつ戻りつしながら、必要なときには薬を増やす勇気を持って、無理のない減薬をしてほしいと思います。

もちろん、そうした患者さんの努力や辛さに医師が応え、医師自身も不安や迷いに晒《さら》されることに耐える必要があります。

患者・家族としての私の願い

薬を出すなら、「薬を減らす」「薬をやめる」ことも同時に考えて！

日本中に、今も精神科の薬を飲み続けている方々が大勢います。

「原因が解明されていないのに薬を飲み続ける」という辛さを、処方箋を書く精神科医の皆さんには理解してほしいと思います。

ただ「飲みなさい」と指示するだけでは、患者さんの自尊心は保たれません。

減薬可能な状態を常に意識しながら、処方箋を書いてほしいのです。これは、私自身の診療への戒《いまし》めでもあります。精神科医は「薬を出すスキルは習得しても、減らすスキルは身につけていない」という声を、患者さん、ご家族から聞くからです。

原因がわからない病気を抱えて生きるには「希望」が必要です。

そこで、医師の皆さんへのお願いです。どうぞ「希望」という処方箋を、患者さんやご家族に書いて（伝えて）ください。

そして、患者さん、ご家族の皆さんにもお願いがあります。

減薬と同時に、患者さんやご家族からは「単剤」、つまり1つの成分だけの薬処方や、比較的副作用が少ないといわれる「非定型抗精神病薬」の処方を求められることが多いのですが、実は注意が必要なことを知ってほしいのです。

「非定型抗精神病薬」は、これまで使用されている「定型抗精神病薬」に比べ、特に副作用において改良されている面があります。

また幻覚、妄想といった「陽性症状」だけでなく、「陰性症状」（感情の平板化や意欲の減退）や、理解、判断、論理などの「認知機能」面にも効果があるといわれています。

精神科医療の負の歴史として、薬物の「多剤大量療法」があります。処方により、身体面でも心理面でも大きな弊害を負った患者さんがおられることは事実であり、精神医学が反省しなくてはならない問題の一つです。

確かに、あまりに多くの薬物をカクテルのように処方することは論外ですが、患者さんの中には、二剤処方のほうが単剤のみより症状の改善に有効だった例を、私はこれまで臨床医として経験することがありました。

また、「非定型抗精神病薬」より「定型抗精神病薬」が有効な例も経験しています。医学では、個々の臨床医の経験則では治療法の評価はできません。日本では、長期的に大規模な薬物療法についての追跡調査が実施されていませんが、北欧などでは数万人の薬物治療を数十年間追跡した報告も出されています。

たとえばフィンランドの全国民の追跡調査では、[3]１９９６年から２０１５年にかけて「抗精神病薬」の単剤による治療と、二剤による治療を行った6万２２５０人の統合失調症の患者さんを追跡した結果、二剤療法は、単剤療法と比べて精神科再入院のリスクが7〜13％低いと報告されています。

二剤による組み合わせのすべてが有益であるとはいえませんが、有益な場合もあることを知っていただきたいと思います。

もちろん、北欧の結果をこのまま日本人に当てはめることはできませんが、患者さん、そしてご家族も、精神症状が複雑で多様性があることを踏まえて、薬物療法には柔軟な受け止めをすることが必要だと私は考えています。

患者さん、ご家族が「長期に精神科の薬を飲む」ことの弊害を心配されるのは当然です。安心して治療が受けられるために、日本でも北欧のような大規模・長期調査が実施できるような環境・制度を作ることを政府にも学会にもお願いしたいと思います。

薬以外の治療について思うこと

また、母と私が患者だった当時は、薬を飲んで寝るくらいしか治療らしい治療はありませんでした。それどころか、患者さんは精神科病院の雑用まで「作業療法」としてさせられていた時代でした。

母は、入院中に院内の洗濯の仕事を治療として行っていたことを日記に綴っていました。母の死後にそれを読んだ私は、医療者の端くれとして、悲しい気持ちになりました。

ところが現在は、保険診療で認可されていないものも含めると、多種多様な心理療法があり、つくづく時代は変わったと実感します。

保険診療で認められている心理療法では、「認知行動療法」と「認知療法」（自分自身を認知して、思考の偏りに気づくための治療）があります。

世界各国で実施されており、日本でも研修を受けた医療者が行うことを条件に、一連の治療につき16回まで保険診療で受けることができます。

認知行動療法は、薬と同じように、その効果が「ランダム化比較試験」によって検証されています。

治療効果を、

①薬物療法
②認知行動療法
③薬物療法と認知行動療法の併用

の3つに分けて、その効果を比較した論文があります[4]。

①と②では効果に差はなく、最も効果があったのは③という結果でした。

私は、この結果に非常に納得しました。私自身の回復も、「薬」と「人薬」と「時間薬」の併用のおかげだと思っているからです。

精神疾患は、脳という極めて高度な臓器の病気なので、薬も人間関係も時間空間も、あらゆる作用が相互に影響して改善へ向かうのだろうと思います。

実は、認知療法には、個人的に懐かしい思い出があります。

私が、ある精神科病院に勤めていたときの話です。

現在、認知療法のバイブルともいわれ、世界でベストセラーとなっている、デビット・バーンズ著『Feeling Good』（日本語版は『いやな気分よ　さようなら〜　自分で学ぶ「抑うつ」克服法』星和書店）の翻訳をお手伝いさせていただいたことがあります。

「考え方を変えれば、気分も変わる」がコンセプトで、病院へ行かなくても、この本のとおりに読み進めていけば、自然とプラス思考が身につくように構成されています。現在こそ、この手の本はたくさんありますが、20年前は本当に珍しく新鮮でした。薬を使わず、医師にもかからずに「自分で治す」という考え方に興味津々で訳したものです。今は、この本のスピリットを活《い》かしながら、外来診療で私なりの「緩い認知療法」を行っています。

他にも「トラウマインフォームド・ケア」や「オープンダイアローグ」のような新しい心理療法が、いろいろな場面で多様な疾患に応用されています。

「トラウマインフォームド・ケア」は、アメリカで提唱された、対人援助職のためのアプローチ法です。

暴言や暴力、怠惰や無気力などを「問題行動」と捉えるのではなく、何らかのきっかけによるトラウマ反応であると解釈し、トラウマという「メガネ」をかけることでケースの見え方が変わり、安心・安全の提供へとケアのあり方が変わっていくというものです。

また、「開かれた対話」という意味を持ち、統合失調症に対する治療法としてスタートした「オープンダイアローグ」は、１９８０年代にフィンランドのケロプダス病院で始められました。

患者さんやご家族から連絡をもらうと医療従事者が24時間以内に訪問し、繰り返しの対話を通して症状緩和を目指す療法です。単に手法というばかりではなく、実践のためのシステムや思想を指す言葉でもあります。

これらが保険診療に適応されるには、認知行動療法のように多くの症例に対して治験を行わなくてはならないので、まだまだ時間はかかると思いますが、患者・家族にとっては治療の選択肢が増えることは大変ありがたいことです。

研究者の皆様には、ぜひ頑張っていただきたいと心から希望します。

第 3 章

不思議
3

精神疾患の原因や薬を見つけるための研究が進んでいない

ニュースや新聞に、「世紀の大発見」「精神疾患の原因をついに発見!」などと何度も発表される割には、患者さんやご家族に「治せる薬」は未だに届いていません。

対症療法としか言いようのない薬を、ゴールの当てもなく飲み続ける日常は変わらぬままです。

それにもかかわらず、精神疾患の原因や薬を研究しようとする人は減少傾向にあります。原因究明の研究は「夢を追い続ける甲斐のない努力」のようにみられることさえあります。「創薬《そうやく》」（製品となって販売されるまで）に意欲的なはずの製薬企業さえも、精神疾患のことはあきらめがちで、認知症に研究資金をシフトする傾向にあります。

「えっ、なぜ？　原因がわかっていないことは研究者にとって宝の山のはずなのに……」と、研究などにかかわったことのない私には不思議でした。

なぜ、宝の山を追い求めないのでしょうか。

人間の「こころ」と「お金」

私の子どもの頃の一番の願いは、
「母の病気を治す1錠の薬がほしかった」ということでした。
「何度も入院して、薬も大量に飲んでいるのに、どうして母は治らないのだろう?」
「医者は、なぜ『治る薬』を出してくれないのだろう?」
子ども時代の私の素朴な疑問でした。

それから数十年たった現在も「治る薬」は現れません。今も副作用に苦しみ、精神科病院のベッドに拘束されている患者さんが日本中にいます。

独房のような保護室に入れられた母の悲しみを思うと、母が亡くなった今でも心が刺すように痛みます。私自身も青年期に、大量の精神科の薬の副作用に苦しみました。

その一方で、実際に薬を飲んで救われた患者として、精神疾患の原因がきちんと解明されたうえで、精神科の病気を「治せる薬」が作られることを切に望んでいます。

もちろん、薬だけですべてが解決されることはありません。けれど原因を突き止め、それに基づいた薬ができれば、「この人にはこの薬」と対象が絞られ、治療効果が期待できるからです。

また、本当は飲む必要がない、あるいは効果の乏しい薬を長期に飲み続ける「無駄飲み」がなくなれば、副作用も軽減されます。少なくとも「飲んでみなくてはわからない」という情けない事態は、解決されると思います。

私は、病気の原因や、それに伴う薬の研究が進まないのは、2つの理由があると考えています。

第1の理由は、他の臓器と違って、精神疾患が脳の病気だということです。「人間の脳」は、人間以外の動物の脳を代用して実験できないからです。たとえば、餌《えさ》を与えなければ痩《や》せ過ぎのネズミを作ることはできますが、自分が痩せていることを認識することができず、「もっと痩せたい」と思って食事を我慢するような、摂食障害のネズミを作ることはほぼ不可能です。骨と皮になった姿を鏡で見て「私って、きれい！」とうっとりするネズミを皆さんは想像できますか。しかし、ネズミではあり得ないことが人間では起こります。

精神疾患はコミュニケーションの病気でもあり、行動を観察する動物実験では限界があるのです。亡くなった方に「献脳《けんのう》」をしていただく「死後脳」の研究はされていますが、現在進行形の脳の研究はとても難しいのです。

ただ、人間の脳に対しての研究では、たまたま事故で頭部外傷を負った方の脳について、どの部分がどのような損傷を受けるとどんな思考や行動の変化が起きてしまうのか、治療優先のもとで観察されることはありますが……。

第2の理由は、こうした研究には莫大なお金と時間が必要なので、研究が後退しがちだということです。

人間の「こころ」は多様で複雑なため、正しい結論に導くためには多くの症例を集める必要があります。また、結果の妥当性と再現性を得るには、数十年単位で経過を追う必要があるのです。

薬の効果だけでなく、副作用も確認しなければなりません。前の章でお話ししたように、こうした研究に自らの意思で長期に参加できる患者さんは限られています。

また国の研究費は、短期間で成果が出るようなものに支給される傾向が強く、長期の研究をやりたい研究者がいても資金がありません。

現在の日本では、地道な研究を続けにくい環境にあります。

研究者は、どんな研究をしているのか？

私は、ある学会で東北大学副学長の大隅典子氏のお話を聞いたことがあります。

大隅氏は、ネズミを用いた自閉スペクトラム病のリスクを調べる基礎研究を通して、精神疾患の原因にアプローチをされています。そして実験になぜネズミを用いるかについて、大隅氏は以下のように述べています。

「私たちはネズミ（マウスやラット）のことをすべてわかりたいと思っているわけではなく、ネズミを用いた実験がどのように人間の病気の理解や治療法の開発に貢献できるか、利用できるところは利用したいと思っています。

ネズミを使った実験では、遺伝的に均質なマウスやラットを使います。そうすることで、逆に遺伝以外の影響を探ることができるからです。あまりに多くの影響因子を混ぜてしまうと混沌として何もわかりません。

またマーモセット（人と同じ「霊長目」に分類される新世界ザルの一種。寿命は10～15年、マウスよりも人間に近い実験動物として利用される）などの霊長類を使った場合には、世代間の問題を長期間追わなくてはいけません。

そこで、寿命が2年で世代間隔が短く、たくさんの子どもを産み、飼育スペースが小さくて済むネズミを使うのです」

私は当初、こうしたアプローチに疑問を感じていました。

「ネズミで何がわかるのか……」。患者・家族の目で見ると、基礎研究者がやっていることと患者のリアルな「困り事」には大きな隔たりがあると感じていたからです。

拒食症だった私の「こころ」

ネズミを使った研究で、人間の「こころ」がわかるのだろうかということが、常に私には疑問としてありました。

「人の『こころ』の発病を実験する」

「人の『こころ』の回復を観察する」

このことがいかに難しいかを、摂食障害（拒食症）だった私の状態を例にして、お話ししたいと思います。

ところで摂食障害とは「生きるために食べる」ことができなくなる状態ですが、動物でもできるこの簡単なことが、ヒトではなぜできなくなるのでしょうか。

私が拒食症だった当時、背中を鏡に映して見ると、浮き出たあばら骨が鳥の羽根を広げたように見えることに気づきました。そして、毎日鏡で「鳥の羽根」になっていることを確認して安心していました。

「生きるために食べる」という本能より、もっと高次の脳機能が「痩せていることは価値がある」「痩せていなくては不安」と入力されて、本能を抑え込んでしまいます。

こうした考え方やボディイメージの歪《ゆが》みがなぜ起こるのか、心理学ではいろいろな説がありますが、未だに脳内の病態がどうなっているのかは解明できていません。

美しかった母の変化が大きく影響

私自身が自分を観察して思い当たることは、母が非常に「美しい人」だったことが大きく影響したように思います。

幼い日の思い出の1つに、初夏のある日、着物姿で日傘をさして歩いていた母の周りを「ママ、きれい！ ママ、きれい！」とはしゃいで走り回っていた自分の映像があります。母は本当にきれいで、女優さんのようで私の自慢でした。

ところが憧れの女性だった母は、無残にも崩れ落ちてしまいました。

入院する前の症状が酷いときには、般若《はんにゃ》の面のごとく怖い顔になりましたが、落ち着いていたときの母は美しい人そのままでした。それが、精神科病院から退院してくると「口唇《こうしん》ジスキネジア」という薬の副作用で、絶えず口元をもごもごさせて涎まで垂らし、美的な対象から一気に転落しました。

この落差は、当時中学2年生の思春期だった私には衝撃でした。

「美」というものは、こうも簡単に、無残に崩れ落ちるのか……。生々しい肉体よりも植物のような存在になりたい、といつしか思うようになりました。木を見て、口から食べるのではなく、あのように光合成ができたらどんなに楽だろうかと真剣に願いました。

身体に流れている血が嫌いになり、拒食をすると月経（生理）が止まったことも嬉しい現象でした。そして私は「太る」ことへの恐怖というより「口から食べる」という行為を嫌悪しました。

拒食の反動で起きた制御できない空腹感は、自分の代わりに他人に物を食べさせることで代償していました。研修医だったときの私は、医局にやたらとカロリーの高いケーキなどのお菓子を差し入れして同僚に食べてもらっていました。

友人らしい友人がいなかったことも、拒食症を悪化させた原因だと思います。若い女性ならほとんどの人はダイエットに関心があると思いますが、そうした事柄を一般的な話題として同世代と共有することができず、私のダイエットは病的レベルまで暴走していきました。

母親という女性性のシンボルの凋落《ちょうらく》、私自身がもともと持っていた衝動性やこだわり、努力家だったこと、社会的なスキルの未熟さなど多くの要因が「生きるために食べる」という簡単なことをできなくさせました。

ネズミが何を考えているか、知ることはできるのか

このような症状が長期に続くと、回復は難しくなります。

私の生理が止まっていたのは7年間くらいでした。

それだけ長期間止まっていても、健康に食べるようになったら生理が戻ってきたのは奇跡的なことだと思います。

私の場合は、体重が30キロはかろうじて保っていたことが良かったようです。大学病院に入院せざるを得ないような重度の拒食症の場合は20キロ台の人も多いのです。

また、私は医学生でありながら、自身の身体の変化を非常事態として認識し、周囲に助けを求めることをしませんでした。病気であることを認めれば「治療」の対象とされてしまい、「口から食べる」ことを強いられることになるからです。

摂食障害の人は「孤食」を好む傾向があります。拒食に陥った者にとっては「食べる」という行為は命がけであり、他人とお喋《しゃべ》りしながら食事を楽しむ余裕などはありません。また、他人の前で「たくさん食べるふり」をすることも苦痛でした。

動物実験では、拒食症の私が考えていたようなことを知ることも、再現することも

できません。私と同じことを考えるネズミを作ることができて、彼らの思考の変化を知ることができるなら、そうしたネズミを何十匹も作ってさまざまな薬や治療法を実験的に行って効果や副作用を確認できますが、彼らとコミュニケーションが取れない以上、それは無理としか思えません。

私の摂食障害の成り立ちがその例ですが、精神疾患には、いくつもの複雑な要因の重なりとその並び方が発症の背景にあります。

患者さんを苦しめているのは、基礎研究者が調べている「発症とは、脳が形成される初期の神経の発達の障害」というシンプルなパターンばかりではなく、人生の途中や青年期から様々な症状が発症するという点です。

誤解を招く言い方かもしれませんが、生後間もなく（あるいは生まれる前から）障害が見つかった場合には、ある意味の「病態解明」や支援体制は、比較的多くされています。しかし、それまで見かけ上は何ともなかったのに、青年期から発症することが多い精神疾患の場合には、人生早期に始まる病気とはまた別の苦しみがあります。

このような疾患の場合には、「人生の途中からなぜ発症するのか」、そのメカニズムが知りたいと希望するのですが、基礎研究にネズミを使う理由を聞くと、短期間の成果が求められる現状では難しいことはわかります。

それでもネズミの研究が必要な理由

ところが、こんな私の疑問と落胆は「基礎」と「臨床」の両方の研究をされている尾崎紀夫氏との討論を通して氷解することができました。

尾崎氏によれば、

「基礎研究では、『要素還元主義』というアプローチをします。

つまり、どんなに複雑な物事でも、それを構成している要素をいったん分解して、それぞれの特徴をよく見て理解しようとする。こうすることで、元の複雑な物事全体の性質や振る舞いも理解できるという考え方です。

基礎研究者は、精神疾患という複雑な病態の解明を探ろうとする場合も、このアプローチを外すことはないと思います。

一方で、臨床を対象とする研究者は、実際の患者の症状を知っているがゆえに単純化（要素化）することができず、いろいろな要素を盛り込み過ぎて、結果の解釈ができない研究になりがちです。あるいは複雑な要素を盛り込むことの困難さから、研究自体をあきらめてしまいます。

精神疾患が思春期で発症したとはいえ、その準備段階はかなり以前（ある意味、胎生期から）に始まっていると考えられるので、そのもともとの発症のメカニズムを、まずは解明することが必要なのです。

ただし、なぜ青年期に顕在化（発症）するのか、そうした発症後のメカニズムはまた別に考える必要があります」

なぜネズミを使うのか、この説明に、私は納得しました。

「ネズミで何がわかるのか。ネズミではなく、人間がかかる『私の病気』をすぐに研究してほしい、そして完治する薬を早く作ってほしい」

と研究者に迫ってしまう気持ちが、少し落ち着きました。

ネズミの実験に関する大隅典子氏の言葉も理解することができました。

一見、複雑にみえる摂食障害も、すべてを一度に知ろうとするのではなく、今、わかっていることから、その治療法を開発すれば良いのだと思えるようになりました。

それは、ネズミという一見単純にみえる生きものであっても、胎生期からの変化のメカニズムをきちんと把握することでみえてくることがあるということ。そして基礎研究と臨床研究とが両輪で進んでいくこと……。

たとえば、臨床研究においても、摂食障害の人の身体の状態を様々な方法で検査する体制の整備など、少しずつですが医学は歩を進めています。他の精神疾患についても一歩一歩の歩みが必要で、患者・家族としても忍耐が必要なのかもしれません。

患者・家族と研究者が一緒になって

結果が見えにくい基礎研究には陽の目を見ないことも、研究が進まない理由の一つと思われます。

しかし、小さなパズルを一つひとつ当てはめて壮大な絵が完成するように、患者・家族としても基礎研究を応援しなくてはいけないのだと思います。

そのためには、研究者の思いや研究の進み具合（進捗《しんちょく》状況）などが、患者さんやご家族に、わかりやすく伝わることも必要だと思います。

たとえば、基礎研究の現場を患者さんやご家族が見学したり、体験できるような機会があればいいなと思います。

「研究の日」のようなイベントを作って、患者さんやご家族、地域住民が研究所を見学できるようになれば、未来の科学者の誕生につながるかもしれません。

患者・家族も、「研究者を育てる」という気持ちを養うことが必要であると同時に「科学」では説明のできない事態についても、支援と研究が必要だと思います。

たとえば、「生活臨床」[2]という臨床アプローチがその一つで、東京都世田谷区にある「こころのホームクリニック世田谷」で行われています。

これは、発病のスイッチが入るきっかけとなった「人生の行き詰まり」に対して、「人薬」や「時間薬」を独自の理論を用いて活用する方法です。

他にも様々な心理的アプローチがあり、科学的研究と両輪となって人は回復できるのだと思います。

「研究の沙汰《さた》も金次第」

また、研究が進まない2つ目の理由は、研究には莫大なお金が必要なのに、その予算がないということです。

けれど、そんな現状の日本でも、未来に向けた研究が全くないわけではありません。

精神疾患の診断の矛盾を超える研究として、「患者レジストリ」[3]が現在進行中です。

「患者レジストリ」とは、「患者さんが何の病気で、どのような状態で存在しているかを調べたデータバンク」のことです。

私も患者の立場で参加しています。

がんや糖尿病、指定難病などでは既にこうしたデータバンクが作られており、治療薬の開発に大きく貢献しています。

しかし、残念ながら精神科では他の診療科に比べ、著しく後れを取っています。第1章でお話ししたように、従来の精神科の診断方法では同じ病名の中に原因が違うものが混じってしまいます。診断名に基づいて集めたデータでは原因がばらばらのものを集めたことになり、きれいなデータにはならないからです。

そこで新たに始められた「患者レジストリ」では、データの収集において、それぞれの診断を超えて(診断横断的に)、病院や診療所から得られた臨床的な症状の情報と、脳画像や血液検査、遺伝子の解析結果などを集約して経過を追跡することで、生物学的に均質な集団を抽出することを目指しています。

そうしたデータが集まれば、より信頼性の高い病気の区分が可能となるので、結果として病気の原因だけではなく、病気の顛末《てんまつ》を予測することや創薬、新たな治療・予防法の開発につながることが期待されます。

この取り組みはオールジャパンで行われることが何より大切なのですが、医療機関の側は研究以前に経営面などで難問を抱えており、なかなか研究に協力する余裕がないのが現状です。

また、国からの研究資金も「すずめの涙」でしかありません。アメリカや中国などでは基礎研究にも重点を置いた、国を挙げての研究が莫大な資金援助のもとで次々と進められています。お金がなければ、志があっても何もできません。まさに「研究の沙汰も金次第」なのです。

同じ経済大国として、科学にもっとお金を注いでほしいと思います。

患者・家族としての私の願い

研究に患者・家族の参加を！

皆さんは、「研究への患者・市民参画」[4]という言葉をご存じでしょうか？

患者・家族も一般市民も、研究者任せにせず、自分たちのこととして、研究の計画や実施に参加して意見を言うべきだという考えです。これは「研究の民主化」[5]という表現もされています。

先進国では、この考え方に基づいて医学論文の審査に、患者・家族が加わっているところもありますが、残念ながら日本では、研究者はまだまだ遠い存在として、患者・家族・一般市民からは見られています。

専門家と患者・家族・一般市民がこれから相互に努力して、考え方を変えていく必要があると思うのです。

私が「研究への患者・市民参画」が必要だと思ったきっかけがあります。私は2年前から、「日本精神神経学会」で倫理委員会の委員を務めています。それまで、患者・家族としても開業医としても「世に潜む」ように生きてきた身にとっては、研究の世界の人に対して倫理審査をするなど想像もしない事態でした。他の委員の話す専門用語（法律用語も多い）が全くわからず、途方に暮れる日々でした。それでもやめずに今も続けているのは、実際に倫理審査をやってみて、倫理は患者さんや家族を守る、とても大きな役割を持っているとわかったからでした。自分の身を守るこんな大切なことに、私はこれまであまりにも無知・無関心だったことに愕然《がくぜん》としました。

倫理委員会では、「これこれの研究をやりたい」という研究者からの申請に対して、倫理的な問題はないかということを、委員全員（医師以外の様々な立場の人がいる）で検討します。

医学の発展という「正（表《おもて》）の歴史」の裏には、患者さんの人権に反した行為が繰り返された「負（裏）の歴史」があります。

「真実を知りたい」という科学的欲求のために、人間はこうまで非道ともいえる行いができるのかと恐ろしくなることがあります。

負の歴史として最も忌まわしい例の1つが、「タスキギー梅毒実験」[6、7]だと言われています。アメリカで1932年から1972年まで40年間にわたって行われた、梅毒の全容と長期経過を知るという名のもとに、そのまま治療をしなかったらどうなるかという人体実験です。

参加者は、医療を受ける経済的余裕のない貧しい黒人で、参加の見返りとして医療だけでなく食事や葬儀費用までもが無償で提供されました（葬儀費用を無償で提供したのは、実際には死後に解剖をするためでした）。

参加者の中には、梅毒に感染していた人と感染していない人がいましたが、そもそも人体実験であることを知らされていないうえに、梅毒に感染していることを告知された人は1人もいませんでした。

さらに、抗生物質（ペニシリン）が梅毒の標準治療になった後も、その投与を受けた人は皆無で、多くの被害者が出ました。

また参加者が、他から医学的な情報を得られないように、情報の遮断まで行われました。タスキギー梅毒実験で被害者が出たのは、外部の情報を遮断され、自身の身の危険を認識できなかったのも一因かもしれません。

知人の精神科医はこう言います。

「『真実を知りたい』という欲望がなくては『科学するこころ』、つまり『研究するこころ』は育ちません。だからこそ、その欲望を抑制する力、つまり倫理が必要なのです」

また、社会学者の橳島次郎《ぬでしまじろう》氏は、自身の著書の中で、科学する欲望が科学の本質であるならば、その欲望を抑制する原理が倫理だとし、

「自分がやろうとする個々の研究は科学的に必要で妥当か、その根拠は何か、ごまかさずに胸を張って言えること」（『生命科学の欲望と倫理　科学と社会の関係を問いなおす』青土社）の大切さを語っています。

患者・家族には、研究者の「科学する欲望」を大切にしながらも、その欲望を監視する役割があると思います。

安易な同意には注意が必要

人権への配慮が強調される現代社会では「タスキギー梅毒実験」のような研究の暴走はさすがに起こり得ないことですが、身近なところでも研究倫理が関係しているこ

とが実は多いのです。

たとえば、ある患者さんが病院で治療を受けたとき、担当医から「あなたの経過は非常に珍しい例なので学会で発表することに同意してほしい」と頼まれることがあるかもしれません。これを「症例報告における本人同意」といいます。

もちろん発表に当たっては、その人の身元や人物名がわからないように細心の注意を払います。個人情報への配慮は、医学研究では欠くことができない必須事項となっています。

1人の医師が、生涯において経験できる患者さんの例は限られています。でも、他の医師の診療や治療が書かれた「症例報告」を読めば、自分が経験しなかった例を知ることができます。あるいは、現在、治療がうまくいかないケースへの大きなヒントになるかもしれません。

このように医学の進歩にとって、「症例報告」は大変意義があります。

だからといって、患者さんが安易に同意していいかというとそうでもないのです。学会発表や論文で記述される例は、「あなたの人生」の一部となるからです。

私は、「症例報告」の意義は医学の発展・医師の研鑽《けんさん》のためだけではなく、発表を通して患者さんやご家族が、患者さんの発病を振り返るきっかけとなる意味があると思っています。

客観的に振り返ることで、その人自身が新たな視点で病気をみることは、病気に対する「取り扱い説明書」（トリセツ）に新しい1ページが加わることにもなります。そのような意味が発表に見出せるかを、同意のときには考える必要があると思います。

もう1つ重要なことは、こうした発表が精神疾患への偏見をさらに助長することがないように気を付けなければならない点です。

発表する医師がそうした意味をきちんとわかっているかを、患者さんやご家族は、可能なら自身の目で確かめたいものです。

すべての患者さん、ご家族がこのような視点を持つことは難しいかもしれませんが、患者会や家族会（第7章）などの代表となる方が、各種会議や倫理委員会に参加することも1つの方法です。

みんなで知恵を集めよう

実際に精神科以外の病気では、「患者会」がそうした会議に出席して意見を言えるようなメンバーを育てるための取り組みを積極的に行っています。

「ささえあい医療人権センターCOML（コムル）」は、「賢い患者になりましょう。

精神疾患の原因や
薬を見つけるための研究が
進んでいない

私たち一人ひとりがいのちの主人公」というコンセプトで活動しています。

コムルの前身は、薬害訴訟から始まりました。しかし「相手を批判しても、始まらない」という考えに立ち、相互理解のために「患者塾」や模擬診察を開いて医師とのコミュニケーションの訓練をしています[8]。

ただし精神科の「患者会」では、コムルとは同じようにはできない面があります。患者さんの体調の変動が大きかったり、人との交流が症状悪化の原因になりやすい場合など、会議自体に参加できないケースもあるからです。

そうであるならば、精神科ならではの工夫が必要です。

現在、障害のある人自身が、体験に基づいて他の障害のある人の相談相手となったり、同じ仲間として社会参加や地域での交流、問題解決を支援する活動が行われていますが、これを「ピアサポート」と言います。

家族会では、専門職と患者さんの仲立ちをする「ピアサポーター」を養成する試みが全国で行われています。こうしたピアサポーターの中から、専門職の会議に参加するような人が育つかもしれません。

精神医学の最新の情報を得るには研究の計画や実施、結果の報告にかかわることが効率的な方法です。何より、自分たちが望む研究に力を貸せる歓びが生まれます。

これから、みんなで知恵を集めていろいろな方法を考えていきたいですね。

患者・家族として研究のことを理解することは簡単なことではありませんが、精神疾患が現在、どのように研究されているのか、どこまでわかってきたのかを患者さん、ご家族向けにわかりやすく解説したもの（「精神疾患の克服と障害支援にむけた研究推進の提言―当事者・家族向け要約版―」）が、日本精神神経学会から発表されており、ネットからどなたでも見ることができます。一読をお勧めいたします。

自分たちのことは自分たちも勉強して知る努力を続け、「貴重な体験をした患者・家族」としての誇りを持って、医師や研究者に意見ができるようになりたいですね。

第 4 章

不思議

4

医師から「統合失調症はありふれた病気」と言われる

専門家（精神科医療にかかわる人たち）の多くは、患者さん、ご家族に「統合失調症は100人に1人の『ありふれた病気』」だと説明しています。

しかし、患者さんやご家族の方々からは、「聞いたことのない病名だったので、どんな病気か見当もつかず非常に当惑した」という声が多いのです。

そもそも「統合失調症」は、それまで「精神分裂病」といわれていた病名が、2002年に改名されたものですが、そのこと自体が一般にはあまり知られていないこともあり、「ありふれた病気」と言われても、戸惑うのは仕方のないことかもしれません。

病名の認知度について、医師と患者・家族の間に大きな乖《かい》離《り》があるようです。

また誰でもがかかる「ありふれた病気」なら、なぜ学校の保健の授業で学生に教えないのでしょうか。

日本の学校教育では実に40年間、それまで取り上げられていた精神疾患のことは触れられなかったのです（2022年に、高校の保健の教科書で取り上げられることになりました）。

このような状況なのに、なぜ専門家は「ありふれた病気」というのでしょうか。

医師を始めとした専門家と、患者・家族の認識の違い

私が子どもの頃、「統合失調症」だった母の症状を目のあたりにしたときのことです。母と電車に乗ると、奇妙な身振りと独り言《ひとりごと》を繰り返す母の周りには、いつの間にか座る人がいなくなりました。町を歩けば「道路に大きな穴が開いている」と言って陸上競技のハードル選手のような動作をする母に、道行く人は皆振り返りました。どんなに大勢の中にいても、どんなに遠くからでも、独特の表情や顔貌《がんぼう》は目立ち、すぐに母だとわかりました。

どこを見回しても、母のような人は見たことがありませんでした。私には、母の病気は「世にも奇妙な病気」であり、とても「ありふれた病気」だとは思えませんでした。

ところが医師を始めとした専門家の多くは、「統合失調症は１００人に１人が発症する」という統計上の数字を根拠に、「稀《まれ》な病気ではない」「頻度の高い病気」＝「ありふれた病気」と説明していることを、患者さんやご家族から聞きました。また、私自身も印刷物などで目にすることがあります。

もちろん「誰でもがかかる、ありふれた病気です」と患者さんやご家族に説明することで、過剰な不安や心配が生じるのを防ごうとする意図があることも想像がつきます。

かつて、うつ病について「こころの風邪です」と、政府と製薬企業が大々的に啓発したことがありましたが、それと同じように捉えられているのかもしれません。

そうした意図は理解できますが、患者さんやご家族にしてみれば納得できるものではありません。これまで精神疾患、とくに「統合失調症」については、身近にそのような病気の人がいなかったり、自分自身が発病するまで、聞いたことがなかったという人が多いからです。

あるいは、聞いたことがあるにしても、「自分には関係ない」と思ってきた人も大勢います。だから、実際に病名を聞いたときには、「まさか、自分や自分の家族が、そんな珍しい病気になるなんて……」と、ショックを受けるわけです。

精神疾患への偏見を、専門家はどう考えていますか

患者・家族と専門家との認識の違いは、統合失調症に限ったことではありません。家族としての経験だけではなく、私の患者としての経験も衝撃的なものでした。

実は、医学部の精神疾患関連の授業で教えられるのは、症状と、それに対する薬物療法などの治療法のみで「発病した側」（患者）がどんな想いをしているのか、どのように症状を受け止めればいいかということには全く触れられることはありませんでした。

けれど患者さんやご家族にしてみれば、精神疾患とは「人生に突然降って湧いた災難」そのものなのです。人生計画には「がんになるかもしれない」という項目はあったにしても、「精神疾患になる」という項目は、ほとんどの人にはないのではないでしょうか。症状の辛さだけではなく、そうした災難を抱える羽目になった患者さんやご家族の戸惑いを、専門家の皆さんは想像してください。

また、症状が特異的であるということ以外にも、精神疾患に対する世間の偏見がさらに患者さんやご家族を苦しめます。

私自身もそうですが、専門家の中でも特に精神科医は日常の診療で精神疾患の人と接しているので、案外、世間の偏見には鈍感なのではないかと思っています。同じ専門家でも精神保健福祉士や保健師の方が、患者さんの生活支援のために世間一般の人とも接点があるので、偏見には敏感です。

たとえば、精神科病院を退院して住む家を探そうとしても、通院歴がわかると大家さんから断られる場合もあります。けれど住居探しのことは診察には入っていないので、医師には患者さんやご家族の具体的な苦悩がわからないのです。病名を伝える際には、その病気が持つイメージもよく知ったうえで、患者さんへ伝えることが必要だと思います。

いろいろなタイプがある「統合失調症」

私は、専門家の多くが「統合失調症」を、他の病気と同じように捉えて説明している点が、誤解を招いているのではないかと思います。

統合失調症の発症率は、統計上は100人に1人ではあるのですが、実際には統合失調症にはいろいろなタイプがあり、本来1つの病名として、括ることができないものだからです。

実際には、「双極性障害」（躁うつ病）に近いものや、「自閉スペクトラム症」「アスペルガー症候群」などに近い状態など、軽いものから重いものまで多種多様です。ですから、「統合失調症」は一つの大きな症候群といえるものだと思います。

そのような症候群が、100人に1人の割合で発症するという統計があるので「統合失調症は、稀な病気ではない」のだということを丁寧に説明するほうが、患者さんやご家族としては受け止めやすいような気がします。またそう説明されれば、ごく軽い人も入るので、患者さんもご家族も希望が持てます。

微妙な語句の使い方の違いですが、医師は身体に現れる不調だけでなく、患者さんやご家族の感覚・感性を大事にすることも大切だと思います。

また医師の、このような何気ない言い回しが患者さんやご家族を追い込み、「内なる偏見」を作ってしまうことがあります。

福田正人氏（群馬大学大学院医学系研究科神経精神医学教授）が、日本統合失調症学会監修の書籍『統合失調症』（医学書院）を作成する際、患者さんやご家族、専門家に意見を求めたときに寄せられたコメントについて、こう述べられています。

「そのコメントには、用語についての指摘が含まれていた。

1つは、偏見に結びつくかもしれない用語が簡単に言い換えられる場合には、それを用いることを求める希望であった。例えば、『生活の障害』を『生活の困難』に、『正常と異常』から『生理と病態』へなどである。こうした容易に実行できることを放置しておくのは、専門家として怠慢である。

もう1つは、科学的に正確でない専門用語を慣用しないことを求める意見であった。たとえば、『遺伝負因』は誤りで『家族歴』であるし、『遺伝子異常』は正しくは『遺伝子変異・遺伝子多型』である。用語を工夫して偏見を減らすこうした取り組みは、専門家だからこそ進めやすい」

そう考えると、私は公表後の10年間、母や自分のことを、語り部として情報発信してきた中で、もしかしたら自分自身が精神疾患への偏見を助長していたかもしれないことに気づきました。

私の母のケースは残念ながら重いタイプであったと思いますが、それをあたかも統合失調症の代表のように語っていたことは偏っていたと思います。

実際に私の話を聞いた人から「なんて、かわいそうな生い立ちなのか……。精神疾患はやっぱり怖い病気なのね」と言われてしまったことがあります。

患者さんとご家族が自らの体験を語る際には、精神疾患についてよく学んでから、「これは、私の場合であって、同じ病名でも違う場合もある」と言葉を添える必要があると思います。世間の偏見を減らそうと思って、逆に煽《あお》ることになりかねないからです。

同時に専門家の皆さんには、「ありふれた病気」という専門家の認識とは裏腹に、実際には患者さんとご家族が適切な支援を得られず「孤独と混乱」に追い込まれてしまうことがあることを知ってほしいと思います。

患者・家族としての私の願い

患者・家族の実際の生活を知ってください

多くの精神科医が知らないことは、「偏見」だけではありません。

たとえば、精神障害者福祉手帳を持つ方が働く場合、「主治医意見書」を出すようにハローワークから求められることがあります。私はいつも、この意見書を書くときに手が止まってしまいます。意見書には「どんな仕事を、どれくらいの時間で働くことができるか」について書かなくてはなりませんが、私は、医師という仕事しかしたことがないからです。

たとえば、「工場などの立ち仕事がどれだけきついか、これだけの薬を飲んでいる人が、この仕事をする場合はどれだけ負担なのか」、肝心の具体的な仕事の中身が浮かんでこないのです。

診察室からは、過酷な労働環境の風景は見えてきません。

私は母と自分のことを公表した後、講演などで全国を回り、実際に触れあう中で、自分は何もわかっていなかったことを知って愕然《がくぜん》としました。診察室に座っているだけでは、わからないことがたくさんあるのです。

医療者の皆さんには、患者会や家族会に行って講演をする「講師」としてではなく、一般として、1度は参加してみることをお勧めします。

医学部では教えない「医師には言えない話」「医師には聞かせたくない話」が聞けますよ。私は、講演の後の集まりに一般として参加して、本音の話をたくさん聞きました。

また、すべての仕事を体験することは不可能ですが、せめて就労支援事業の一環として行われている「A型事業所」(雇用契約を結ぶもの)や「B型事業所」(雇用契約を結ばないもの)などの作業所にも足を運んでみてください。

時給換算で「いくら」で患者さんが働いているのか、事業所を開くための事務所を借りるためにどれほど苦労しているかなど、診察室の机の上では感じ取れない実態がわかると思います。

こころの病は、誰もが人生のどこかで出会う病気

精神疾患が、「ありふれた病気」だと本当に認識されるために、病名を言われたときに患者さんやご家族が当惑しなくてすむために、私たち医師は、やらなくてはならないことがたくさんあります。

私は、自分の診療所に「こころの病は、あなたの人生のどこかで出会う病気です」

という手書きのポスターを貼っています。うつ病や発達障害も含めれば、このポスターに書いたことは決して大袈裟《おおげさ》ではないと思います。

最近の調査では、4〜5人に1人が、一生のうちに精神疾患にかかり、その半分が14歳までに発症していることが報告されています。[2、3]

早めに気づき、専門機関を利用して対処することが大事なのに、学校現場ではほとんど教えられてきませんでした。

1980年代初めまで、高校の保健の教科書に精神疾患に関する記載があったのですが、教育内容を絞り込む「ゆとり」（2002年の「ゆとり教育」とは別のもの）の流れの中で、82年施行の指導要領から削られたいきさつがあります。

ようやく2022年から40年ぶりに高校の保健の授業で精神疾患を取り上げることが決まりましたが、遅過ぎるくらいです。

そして、注意しなくてはいけないのは、教育現場での取り上げ方次第では、逆に新たな偏見を作りかねないということです。

北海道大学大学院文学研究院准教授で社会学者の樋口麻里氏は、一般の方の精神疾患への偏見について、日本とベトナムで調べた論文を書いています。[4]

それによれば、かつて日本では、精神科病院への長期入院が諸外国と比べても多く、これは病気を治すための入院と区別して、社会から隔離するための入院という意味で、「社会的入院」と言われています。[5]

日本では、精神科病院の設置条件を他の診療科より緩くすることで、精神科病院が大量増産されました。国が社会的入院を後押ししたのです。

なぜ国が後押ししたかについては、ある事件がきっかけになったといわれています。

1964年、当時の駐日米国大使ライシャワー氏が、精神障害の青年に切りつけられて大けがを負った、いわゆる「ライシャワー事件」です。

敗戦国の日本国民が、駐日米国大使を襲ったということで大変な騒ぎとなり、新聞社はこぞって「精神障害者を野放しにするな」と書き立てました。そうした世論に押される形で、国は精神障害者を「収容」するために、精神科病院の増産を後押ししたのです。

日本とは逆で、ベトナムには精神科病院の数自体が少ないために隔離する余裕はなく、「社会的入院」は存在しません。この対照的な2つの国において、一般市民に精神疾患を理解してもらう方法を比較した調査が行われました。

結果は、現在の日本のような、患者さんとの交流を伴わない「医学的な知識だけを伝える」方法は、かえって精神疾患への「危険視」を強めることになってしまったそうです。

一方で、ベトナムでは精神科病院がほとんどありませんから、患者さんを町中のいたるところで見かけます。珍しくも何ともない存在なのです。そうした状況下で医学的な知識を一般の人に伝えることは、社会での患者さんの受け入れを高める効果があったそうです。

医学的知識だけではかえって偏見を煽《あお》ることになりかねないけれど、患者さんやご家族と十分に接する機会を設けたうえで、病気についての知識を伝えることが、精神疾患を受け入れやすい社会を作るのだと調査は示しています。

また、精神疾患を危険視する偏見に対しては、専門家ではなく「患者さんの家族や友人」からのメッセージが有効と樋口氏は言っています。

私のような「患者さん（母）と暮らす子ども（私）」は、最も身近に患者さんについて知っている人間としての役割があるのだと感じました。一方で、子どもの立場の人が堂々と親について語れるようになるには、子どもが生活に困難を感じなくてすむような支援が欠かせないと思います。

他の障害の方たちとのかかわり

病院や診察室にいて、医療情報ばかりを目にしていると、どうしてもその価値観で物事を見てしまいがちです。

私は、「経験的知識」の大切さを、身をもって経験したことがありました。

それは、精神科医療の世界ではなく、視覚障害者の団体が主催する会で講演をさせていただいたときのことです。

テーマは「精神疾患の家族を持つ子どもへの対応」でした。

このようなテーマだからこそ私が講師として呼ばれたのだとは思うのですが、しかし、なぜ視覚障害の方が精神疾患をテーマに取り上げるのか不思議でした。

「一般市民対象の講演会」を、視覚障害者団体が啓発活動として行うのだと解釈して、私はいつものようにパソコンでスライドを映しながらお話をするつもりでした。

ところが会場に入ってみると、見渡す限り「白い杖」が並んでいたのです。会場を埋めていたのは、ほぼ全盲の方々でした。

私がパソコンでスライドを映すつもりだったことを担当者に詫びると、担当の方から「大丈夫です。普通にお話しください。耳を澄まして聞けばわかります」と言ってくださり、私は恐縮しながら講演を始めました。

会場は静まり返り、咳1つ聞こえません。皆さん、じっと私の話を聞いてくださり、その熱気が伝わってきました。「耳を澄まして聞く」とはこういうことかと、普段、あまり耳を澄まして聞くことがなかった私は感嘆しました。

講演後の会員の方の質問で、私の疑問は解けました。

「自分たちは、鍼灸《しんきゅう》・マッサージの訪問診療をしている。訪ねた家の中に、どうも様子がおかしいと思える人がいるんです。私たちは人の身体を触って治療をしますが、相手の精神状態も身体を通してわかるんです。異常に緊張が高い人、独り言のような会話をしていたり奇妙な動作をしたり……。

そして、そういう家は大体が、家の中が散乱しています。そんな家に幼稚園や小学生くらいの子どもがいたりするのですが、全く子どもらしくない。子どもがいるというエネルギーが伝わってこないのです。ひもじいのか何かに怯えているのか、ともかくじっとこっちを凝視している気配を感じて不憫《ふびん》でなりません。

この子は将来どうなっていくのか。私たちの仕事は鍼灸・マッサージですが、何かできることはあるのでしょうか」

この質問を聞いて、私は泣きそうになりました。考えてみれば、会場にいる方々も障害を持つ人たちです。でも「目の前にいる誰かを助けたい」と願っておられるのです。「人間っていいな」とこころから思えた一瞬でした。

同時に「障害を持つ人は、誰かに助けてもらう弱い人」という、私が抱いていたイメージが覆されました。世の中には「完全に弱い人」も「完全に強い人」もいないのですね。みんな、何かしら弱いところを持ち、一方で強いところも持っているのだと思います。

このご質問へのお答えですが、今の日本ではこのような状況に対して明確に伝えられるグッドアイデアは残念ながらありません。

日本の医療は「病気になった人」に対してのみ行われます。質問された方が心配される子どもさんは、まだ患者さんになっていないのです。

たとえ、この環境下で育てば何らかの精神的・身体的な影響が及ぶであろうと推定できたとしても、医療は手が出せません。児童相談所も学校も、よほどの虐待がない限りは「将来が心配」なだけでは動けません。

親が望まなくては、善意の介入も拒否されます。私の子ども時代と同じです。

この点については、次の第5章で改めて触れようと思います。

第 5 章

不思議
5

「病気」を自覚できない人もいるのに、病院へ行かないと治療されない

私たちは、身体に何かの症状や異変があったときには病気を疑い、自ら医療機関を受診します。そして診察を受け、治療して病気を治そうとします。

このような病気に対する認識のことを「病識」と言います。

ところが精神疾患の中には、身体の異変を感じたり、それを判断する脳の働きが低下してしまい、「病識がない」、あるいは「病識が乏しい」状態になることがあります。

「病識がない」ことが、精神症状の一つだということがわかっているのに、「医療法」により、自ら医療機関を受診しなければ治療ができないことになっています。

そのため多くの患者さんが、何年も未治療のままで置かれ、その間に心身ともに悪化してしまい、最後は強制入院となるなど、非常に辛い経験をされています。

また、自分が病気だとわかっていても、治療を受けずに症状を悪化させてしまい、場合によっては自殺に追い込まれるケースもあります。

辛い症状を持ちながら、なぜ治療を受けようと思わないのでしょうか。

なぜ、病気の人が放っておかれるのか

精神疾患の患者さんの中には、病気であるにもかかわらず、病気の自覚がない「病識のない」人が治療を受けず、病状を悪化させてしまうことがあります。

具体的には、統合失調症や薬物・アルコール依存症、摂食障害などがそうですが、自分が病気であるという判断・自覚ができないことがあるのです。

また、これらの病気は、突然強い症状が現れるわけではなく、徐々に悪化していくものが多いため、初期の段階で対応することが望ましいと思われます。

ところが、そもそも日本の医療は「病気を発症した人」に対してのみ行われ、病気にならないための対策、つまり予防にはあまり力を入れていないのです。特に精神疾患ではその傾向があります。

また、これは患者さんだけの問題ではなく、中でも私と同じような生い立ちの「精神疾患の親を持つ子どもたち」のことは、この問題を顕著に表していると思います[1]。

私もそうでしたが、精神疾患の親を持つ多くの子どもは、一緒に暮らしているにもかかわらず親の病気について説明を受けません。親の病気は話題にしてはならないと

いう雰囲気の中で育ち、長じて世間の偏見に触れるにつれ、自分自身が家族に対して持つ偏見が生まれます。たとえば、

「自分も周囲から変に見られるのでは？」

「自分もあんな病気になるのでは？」

などの、マイナスの感情が芽生えてしまいます。

そうなると、家族に問題が起きても、誰かに相談することを躊躇《ちゅうちょ》してしまいます。病識のない親と暮らし、問題が起きたとしても、誰にも相談できずにいるのです。

ときに「精神疾患は、世代間で連鎖するように続いていく」と言われますが、それはこうしたマイナスの感情が受け継がれていくからであり、きちんとした啓発と心理教育が行われたならば連鎖は断ち切れると思います。

実際に精神疾患の身内を抱えている家庭であっても、配偶者や祖父母が開放的な人柄で、親戚や近所とのつながりが良い家庭では、病気のこともオープンに語られ、健康に育っている子どもたちも大勢いるからです。

こころの不調は、身体の不調がサインのことも多い

「病識のない人」が治療を受けず、病状を悪化させてしまう原因の第一の理由は、啓発不足があると思います。第4章でお伝えしたように、
・世間一般の方に、精神疾患についてもっと知ってもらうこと
・偏見をなくす努力をすること

また、「こころの健康」について、日常的に公的機関や教育機関が啓発活動をしていれば、初期の段階で「自分はこころの病気になっているかもしれない」と気づきやすいのではないかと思います。

そして第二の理由は、精神疾患が他の身体の病気と同じように扱われており、精神疾患特有の症状への対処がされていない点にあります。

統合失調症の方に見られるような症状、たとえば「誰かが自分の悪口を言っている」といった幻聴や「敵に追われている」といった被害妄想があったとしたら、その人は病院どころか家から外へ出ることさえできないだろうと思います。

妄想の内容は本人にとっては紛れもない事実なので、周囲が病院受診を勧めると、勧めた人のことまで「敵の一味」と思い込み、家族でさえ信じなくなり、部屋に閉じこもってしまうこともあります。

統合失調症だけに限りません。うつ病でも「自分の家は貧乏になったから倹約しなくてはならない」と思い込み、夜も電気をつけずに真っ暗な中で座っているような「貧困妄想」が起こります。

さらに「自分など、生きていないほうが世の中のためになる」「自分はとんでもない極悪人だ」などと思い込む「罪業妄想《ざいごうもうそう》」になると自殺を考え出し、病院で助けてもらうことさえ意味がないと思ってしまいます。

こうした症状があると、必ずと言っていいほど不眠や食欲不振が伴い、長く続くと身体の病気まで発生してしまいます。

このような精神疾患特有の症状に対して、現在の医療法では、他の身体の病気と同じように「本人が病院に来なければ何もできません」となっています。

仕方なく家族だけが病院へ相談に行くと、「家族は病気ではない」ので、健康保険は使えず自費診療となってしまい、家計の大きな負担となってしまいます。

ところで「こころの病気」は、身体の不調がサインになることが多いといわれます。倦怠感や食欲不振、頭痛や身体の痛みが起こって内科へ行き、ひとまず血液検査やレントゲンなどを撮ってもらい、とくに異常がないと言われて精神科・心療内科へ紹介されるケースがあります。

これは、現在の日本では「最も抵抗の少ない精神科の受診ルート」かもしれません。しかし、精神症状しか現れていない場合には、内科医などを通して診療を受けるルートは望めません。

精神症状を、血液検査や画像検査ではっきり目に見える形で患者さん本人に示すことができたなら、患者さんも納得しやすいと思うのですが、そのような検査は今のところありません。

これでは「あなたは病気なのですよ」と医師が説明しても、疑っている患者さんへの説得力には欠けます。第1章でお伝えしたように「精神疾患とは何か」を原因を含めて明確に説明できないのですから、さらに説得は困難となります。

拒食症だった私が、病院に行かなかった理由

病院を受診しないのは、病識が乏しかったり、病識がない人たちだけではありません。異常は認識できていても、病気だと認めると、病院に行って治療しなければならなくなる。病院には行きたくない……。このような「心理的な否認」や、周囲や自分自身が抱える「精神疾患への偏見」など、受診しない背景には様々な理由があります。

受診拒否への対策としては、こうした多くの理由を考えないといけないと思います。私は体験者なので、拒食症の人が病気を否認する気持ちはよくわかります。

実は、私は拒食症の症状があったにもかかわらず、病院には行きませんでした。拒食症だったときの私は、そのことを周囲にずっと隠していました。病識がなかったのではなく「隠して」いたのです。実際に食事を制限し始めたのは、医大に入学してしばらくしてからでした。

猛勉強して大学に入ったものの、他の学生のように友人を作ることができず、大学とアパートを往復するだけの毎日で、「念願かなって医学を学べている」という本来の喜びはありませんでした。

そもそも医学部を目指したのが、経済的な自立と「自分をいじめた人間を見返してやりたい」という恨みからだったからです。

私は小学校時代から札幌、熊本、京都、千葉、東京と何度も転校を繰り返していたために、幼なじみや長く続く友人を持ったことがありません。

また一人っ子で、母親が家に他人を入れなかったため、他人と空間を共にすることに慣れておらず、人の家に行っても非常に緊張して「早く帰りたい」とばかり思っていました。

こんな調子なので、受験勉強から解放された同級生たちが華やかに友人や恋人を作ったり、サークル活動をしたりする姿を羨《うらや》ましく思いつつ、心からリラックスして同級生の中へ入ることができませんでした。

いつも「演技している」自分がいて、そんな自分が嫌でたまりませんでした。そして、いつの間にか100人の同級生の中で、一人孤立した状態になっていました。

人間の口は、「話すこと」と「食べること」の2つの機能があると思います。私は、日曜日などの大学の講義がない日は、朝から誰とも喋《しゃべ》らずに1日中アパートにいました。そのことで、もう1つの口の機能である「食べること」が、どんどん幅を利かせていったように私は感じました。

私は、朝から際限なく、甘いものばかりをテーブルに並べては食べまくっていました。固形物を大量に食べるとのどが渇きます。水も大量に飲んだため、私の足は、朝と夕方とでは倍くらいに太さが変わりました。

そんなことを続けていくうちに、足ばかりではなく体中がパンパンに腫れたような状態になりました。後で足を見ると皮膚が地割れしていたので、いかに急激に膨らんでしまったかがわかります。

自分の身体が「醜い肉の塊」に見えて……

そんな自分の身体全身を眺めているうちに、急に「こんな身体は嫌だ！」と思い始めるようになりました。

よく拒食症になるきっかけが、誰かから「太った」とか、「デブ」と言われたからなどと言う人がいますが、私の場合は他の人から言われたのではなく、内側から急に突き上げるように「嫌だ」という気持ちが湧いてきたのです。

自分の身体が「醜い肉の塊」のように見えました。あまりにも生々しくて、「枯れたようになりたい」と思うようになりました。母への思いも大きかったようです。「肉の塊」は母のように崩れていくけれど、枯れた状態なら崩れない、そんな奇妙な考えが頭の中を占めるようになりました。

真面目で努力家の私は、それから厳格なダイエットを始めました。

1日にほんの少ししか食べないので、常に空腹との戦いでした。

あまりの空腹に、心電図の講義中に画面の波形がラーメンに見えてしまうこともありました。「食べたい」という欲求をコントロールすることのほうが、解剖学の膨大なラテン語を覚えるより大変だったのです。

実際、拒食症の人は、反動で過食症になることも多いようです。

過食してしまった後には、自分で、のどに指を突っ込んで吐いてしまう「自己誘発嘔吐《おうと》」という行為が常習化することがあります。

私も「食べたら吐けばいい」と考え、何度か吐く練習をしたもののうまくいきませんでした。中学の家庭科の成績で「1」をもらったことがあるくらいの不器用さが、私を過食症に陥ることを防いでくれたのです。

涙を流しながら吐く練習をしたものの、上手に吐くことをあきらめた私は、ひたすら「食事量を少なくする」という手段を貫きました。

医大に入学してから卒業するまでの6年間、私の食生活はほぼ変わりませんでした。子ども時代に、母親が毎日同じものを夕食に作ったので（約8年間、毎日同じおかずでした）、そもそも味覚が発育不良だったことも、こんな食生活で耐えられた原因かもしれません。かろうじて来ていた生理が止まったのも、在学中でした。

そのうちに、医大の講義で拒食症のことが出てきました。

実は、日本の「拒食症」の発症率はOECD（経済協力開発機構）加盟国の中で最も高く、低出生体重児（2500グラム以下）の割合も、OECDの中で最も高いのです。

最近は、若い女性に低体重（痩せ過ぎ）の人が多くなっていますが、そういった人が出産すると低体重児が産まれる傾向が見られます。[2]

なお摂食障害の原因は、以前は親子関係が大きいと言われましたが、なりやすい体質や気性（まじめで努力家、承認欲求が高い）、痩せ過ぎのファッションモデルなどの文化的な影響もあるとされ、痩せ過ぎたモデルの登用を控える傾向にあります。

臨床実習でも、20キロ台まで痩せた患者さんを担当しました。彼女たちからの「体重を増やしたくない」という訴えに内心では深く共感しながら、表向きは医大生として淡々と記録係をこなしていました。

主治医が、私の「拒食症」に気づかなかった理由

私が母校の精神科にかかったのは、大学5年生のときでした。自殺未遂で病院に運ばれたことがきっかけでしたが、主治医は私のうつ状態や知覚変容には気づいたものの、拒食症には気づきませんでした。

痩せ過ぎだとは言われましたが30キロを割ることはなく、また診察を受けるずっと前から私は痩せていたため、大きな変動がなかったからです。

また、主治医が私の「拒食症」に気づかなかったのは、なにより私自身が「食べたい衝動を抑えることが辛い」「一日中、頭の中で食べ物のことが浮かんでくる」「生理も止まってしまった」と、主治医に話さなかったからです。

話せば、臨床実習で見た入院患者さんのように、強制的に栄養を補充されて体重を増やされる、私は肉の塊に戻ってしまうと恐れていたからでした。

このような状況では、患者の私が話さなければ医師にはわからないのです。

友人も家族もいなかった私の唯一の存在証明が、「体重をぎりぎりまでコントロールしている」という達成感でした。

とにかく主治医には、いろいろと気にかけていただき感謝しています。

ある日、一人暮らしの私を心配した主治医である教授は、「お前、ろくなもんを食ってないんだろう?」と言って医局に鉄板を持ち込んで、教授自ら肉を焼いて私に勧めてくれました。

当時の大学の医局には、そんなのどかさがありました。

私はといえば、「嘘をついている」という罪悪感と、目の前に教授と医局長が並んでいるので緊張して食べるどころではなかったのですが。

一般に過食症になると「早く治りたい」(太るのを止めたいから)となりますが、拒食症の人は、私のように本当のことを言わないことが多いのです。自身の身体に起きている異常事態は認知していても、「自分を変える勇気」(つまり治療を受ける勇気)が出ないのです。

過食症の人の治療意欲も「痩せた自分に戻りたい」ということだけなので、適切な治療目標に到達することは大変難しいとされています。

このまま痩せていけば、将来は脳まで委縮してしまうと聞かされても「自分には、そんなことは起こらないだろう」と都合のいい解釈をしてしまいます。

薬物やアルコールの依存症でも、同じような誤った解釈が起きやすいのです。広い意味では、やはり「脳の正常な判断機能」が落ちている状態といえるかもしれません。

医師も困っているのです

第4章でお話ししたように、精神疾患の親の元で育つ子どもの日常を、視覚障害の方が気にかけてくださったことに、私は感激しました。それほどまでに、現在は予防に対しては無策です。

また、一度も医療機関にかかったことがない人に対しては、医師は手も足も出せません。医師も家族の話を聞くと「この人は病気だ」とは判断がつくのですが、医療行為は患者を診察して初めて実施できるものです。診察の前に医療行為を先行することは、現在の医療法のもとではできません。医師も困っているのです。

私が研修医だった頃は、医療法がまだきちんと整備されていないときで、家族が相談に来て医師が病気だと推定すると、往診入院という方法がありました。まだ1回も診察していない患者さんを自宅まで医師が訪問して、その場で診察をして受診や入院を説得します。

いきなり知らない人が押しかけるのですからOKと言う人はまずいないので、その場で安定剤を注射して車に乗せて入院させてしまいます。インフォームドコンセントも共同意思決定も何もない時代でした。

現代でも、これに似た行為はあります。民間の患者移送会社に依頼する方法です。こうした会社は、困惑した家族からの依頼でスタッフが自宅へ患者さんを迎えに行き、場合によっては身体拘束もして病院へ移送します。

かなり高額な料金がかかること、あくまで民間の会社であり医療者ではないので「適応外」の人も移送してしまう可能性があり、人権の問題が危惧《きぐ》されます。

家族による自衛対策

患者さんも、ご家族も、医師も困っていることを解決するには、公的な政策が求められます。

たとえば、次のようなものです。

1．メンタルヘルスケアの啓発を進める（学校教育・一般市民・医療関係者への精神疾患・精神障害の教育）

2．相談窓口の整備（早期の相談と支援のために24時間、365日、対応相談窓口の開設。精神保健福祉による専門相談員や訪問サービスの実施）

3．一定の人口がいる地域（人口5万人目安）に、メンタルヘルスの責任を持つセンターを設置して、一般医療機関との連携、ネットワークの構築をする

具体的には、今、各地でさかんに行われている「認知症サポーター養成講座」の精神疾患版を作ることなどが考えられます。高齢者サービスのように、患者さん本人も周囲も、気軽に相談できることが何より大切だと思います。

しかし、国の政策変更が実現し、国会で法案採択されるまでは長い道のりです。患者さん、ご家族の人生は、法案が通るまで待ってはくれません。

そこで、多くの家族会では、自衛手段としていくつかの試みを展開しています。

たとえば、医療者に代わって「家族が家族を支える」システムがあります。

引きこもっている患者さん宅を、家族会の会員が訪問をするのです。病気の方を訪問するので、単に声がけすれば良いというものでもありません。病気の性質や声がけの内容など、あらかじめ学習する必要があります。

全国組織の家族会である「みんなねっと」(全国精神保健福祉会連合会)では、こうした訪問支援に備えて「家族による家族学習会」を開いています。[3]

これは、精神疾患を持つ方のご家族を「参加者」として迎え、同じ立場の家族が「担当者」としてチームで運営・実施する、小グループで行われる体系的なプログラムです。テキストを使って、病気・治療・回復・対応の仕方などの正しい情報を学ぶとともに、家族自身の体験に基づいた知識や知恵を共有します。

プログラムの目的は、家族が「元気になること」です。また、電話相談も行っています。

日本の家族会は高齢の方も多く、会員自身が体調の変化と向きあいながら活動をしていますが、その根気強さと熱意には頭が下がります。

患者・家族としての私の願い

患者さんやご家族は「承認される」ことを願っています

ある方から、こんなお手紙をいただきました。

「私の主治医は私がリストカットしたり、大量服用（ＯＤ=overdose《オーバードーズ》）すると、『なんでそんなことをする！』と怒ります。でも私はどうしてもやめられないんです。なぜ、私はやめられないんでしょうか」

私は次のようにお答えしました。

「自分で自分を傷付けるなんて馬鹿げた行為だと思う人が多いけれど、『生き辛さ』に追い詰められて万策尽きた、一つの行為だと私は思っています。そして、孤独な人がやる行為だと思います。

必要なのは、リストカットやＯＤを怒られることではなく、まず『生き辛さ』を抱えながらも、曲がりなりに今もこの世に生き続けていることを『承認してもらう』こと、『褒めてもらう』ことだと思います。

人は『承認』されないと、次に向かって進めない生き物のように思います。

承認されて区切りをつけて次に進み、また承認されて進む……。その繰り返しが人生のように思います。

たくさんの人に承認されるラッキーな人もいれば、たった1人のささやかな承認で十分な人など、様々ではあるけれど、自分で自分を褒めるだけでは疲れてしまいます。

もし勇気を出せたら、診察のときに主治医に、

『でも先生、リストカットしても生きている私を、たまには褒めてくださいね』と言えるといいですね。『生き辛さ』を抱える人ほど、相手に対して適度に自分の気持ちを伝えるのが下手だけれど、何回も練習すれば上手になれます。

私は『人生は跳び箱と一緒で、練習すればうまくなる』と信じ込んでいます。

主治医は、練習台にちょうどいいかもしれないですよ。診察は『人と会話する練習』の場でもあるんですよ。

『承認』されることができたら、今度は『生き辛さ』を、少しだけでいいので変える練習を始めましょう。

ものすごくうまくなる必要はないけれど（あなたが、あなたでなくなってしまうから）、ほんの少しあなたの何かが違うだけで、人との付き合いは変わることがわかると思います。そんな日がきっと来ると信じています」

第6章

不思議6

思春期の患者さんの入院に適した病院がほとんどない

精神疾患の半分は14歳までに、残り半分のうちの4分の3が24歳までに発症することが調査からわかっています[1]。

それなのに思春期世代、中でも16～19歳の人が入院できる精神科の病院はほとんどありません。

実際に私が患者さんの入院先を探すときに、最も難渋するのがこの年代です。

このような高校生の年代の患者さんは、子ども病院へ頼めば「うちは義務教育までの子が対象です」と断られ、成人対象の精神科病院へ頼むと「そんな若い子はちょっと……。うちはおじさんとおばさんや高齢者ばかりですよ」という言葉が返ってくるのがいつものパターンです。

私からすれば、若い子を入院させないのだから「おじさんとおばさんや高齢者ばかり」になるのでは?　と思うのですが……。負のループに陥っています。

どうして、このようなことになったのでしょうか。

切れ目のない医療を！

人の一生を、医学的にみると、
・胎生期（お母さんのお腹の中にいるとき）
・新生児期、乳児期（1歳くらいまで）
・幼児期（6歳くらいまで）
・児童期（6～10歳くらいまで）
・思春期（10～20歳くらいまで）
・青年期（20～25歳くらいまで）
・成人期（25～60歳くらいまで）
・老年期（およそ60歳～）
と、身体の成長に合わせて、一応の区切りが付けられています。

子どもの身体は、大人の身体をそのまま小さくしたものではないので、小児期特有の身体の仕組みに対応できる、知識と訓練を受けた小児の専門家が治療に当たる必要があります。

それは高齢の方に対しても同じで、薬の使い方から予防に至るまで、高齢者についての知識が必要です。

医療が患者さんを年齢によって分けているのは、こうした理由からです。

ところが精神科医療では、この成長の区切りがそのまま当てはまりません。

精神疾患の半分以上が14歳までに発症するため、15歳以下の子どもを重点的にケアするという方針から、子ども病院に入ることができるのは、原則として初診は15歳までとなっています。

そして入院した場合でも、15歳を過ぎると成人対象の病院へ転院となります。けれど16～19歳の思春期の子どもたちを受け入れてくれる専門の病院はほとんどありません。

また成人対象の精神科病院は、16歳の子どもが入院するには適切な環境とは言い難いものですし、まず、そのような若い世代はほとんど入院していません。

入院が必要だとしても、環境的に対応しにくいため、入院できずに通院でしか治療が受けられないことも多いのです。

特に思春期は、人間の脳が飛躍的に成長する時期で、ヒト以外の動物ではサルなどの霊長類でも人間のような10年に及ぶ長い思春期はありません。それが、思春期が「ヒトが人間に変わるとき」、といわれる所以《ゆえん》です[2]。

医学的な研究では、これまで思春期は児童期と青年期の狭間《はざま》で見過ごされてきました。思春期については、実はまだよくわかっていないのです。

長い人生を健康で快適に過ごすには、「切れ目のない医療」が求められます。

60歳になったからといって「今日から自分は老人だ！」と思う人はいないように、16歳になったその日から、社会性のある大人に変身するわけではありません。身体は緩やかに老いていくはずです。

医学には「人生を縦軸で考える」姿勢が必要ではないかと思います。

なぜ「思春期科」がないのか

実は、思春期が非常に大切な時期でありながら、医療制度上は「思春期」はないかのように扱われています。

小児科はあっても「思春期科」はないので、入院に限らず、診療の場合でも16歳になるといきなり成人の科に移ることになり、患者さん本人も周囲もとても戸惑います。それは教育の現場でも同じです。

私の知っているある方は、３歳児健診で発達障害があることがわかりました。

その後、小児科医、児童青年精神科医、学校の特別支援コーディネーターなどが連携して、義務教育の中学3年生までは、その子の特徴に配慮した環境下で、とても安定して成長しました。

しかし、義務教育が終わると教育現場では何の受け皿もありません。知的障害を伴わない場合は、特別支援学校高等部には入れないのです。

通信制のフリースクールは、不登校の方を想定したプログラムになっていることが多く、社会性やコミュニケーションに障害を持つ方に対しての特段の配慮はありません。各種就労支援サービスも18歳からの利用で、医療も同じ事情です。

一部の小児科医は、良心的に15歳を過ぎても継続して診療を行うこともありますが、公的な機関では小児科は15歳までなので、うまく運んでいたケースでも終了となってしまいます。

児童青年精神科は小児科とは異なり、年齢の上限は設けていないのでずっと経過を診ることはできますが、児童青年精神科医の絶対数が、患者さんの数に比べてあまりにも少な過ぎるのが現状です。

「日本児童青年精神医学会」のホームページを見ると、認定医は私を含め全国で401名（2020年現在）ですが、都市部に集中しており、地方ではとても需要に応じ切れません。

受診したくても、初診まで数ヵ月も待たないと順番が来ない状況です。

世界的に見ても、児童青年精神科医は都市部に集中する傾向があり、児童や青年の80%が、未だに児童青年精神科医がいない地域に住んでいるという現状が指摘されています。

また、小児人口10万人あたりの児童青年精神科医数は、日本では12・9人（日本児童青年精神医学会、2016）、ドイツでは18人、フランスとオランダでは22人、スウェーデンでは23人、フィンランドでは41人、スイスでは55人という報告があり（WHO、2018）、世界との比較でも、日本の児童青年精神科医の不足は深刻です。[3]

「思春期科」と「思春期病棟」

私は、思春期に特化した「思春期科」と「思春期病棟」を作るべきだと考えます。

スタッフは小児科医・児童青年精神科医だけではなく、「第二次性徴」（生物学的性差）に対応するためにも、産婦人科医や泌尿器科医との連携も必要です。

また義務教育が終わると進学、就職などの経済的な問題も絡むので、ソーシャルワーカーや教育関係者も必要です。このような機能を揃《そろ》えた「思春期科」、思春期の人が適切に入院できるような「思春期病棟」を考えてほしいのです。

最近の傾向として、性同一性障害を抱える方が増えているように私は感じています。生物学的に発症数が増えているのか、ネットなどでの情報が入りやすくなったので潜在化していた患者さんが目立ってきたのかはわかりませんが……。

性同一性障害として受診される方の訴えが、精神疾患の前触れとして現れていることもあり、診断と治療には多職種による慎重な観察が求められます。こうした方々が、一番悩む時期が思春期です。

子どもから「男性」「女性」へ切り替わることができない人には支援が必要にもかかわらず、多くは親にも学校にも言えず孤立して悩んでいます。

中には刹那《せつな》的に性器を切り取ろうとしたり、真夜中に隠れて化粧や女装をすることで解決を図ろうとする人もいますが、そのような努力を見ると痛々しくなります。

性同一性障害を専門に診療する医師に話を伺った際に、なるほどと納得したことがありました。そのような医師は、患者さんが訴える現在の「性の違和感」だけに着目するのではなく、幼少期からのその人の「主観的な性別」を慎重に観察します。

そのために、赤ちゃんの頃から現在までの写真を持ってくること、幼稚園・小学校・中学校時代はどんなことを考えていたかを思い出せる範囲で作文にして持ってくることなどを毎回の診察の宿題にしているそうです。

それらを医師と患者さんが一緒に眺めながら、いつから違和感が起きたのか、それは一過性のものではないのかなどということを確認していきます。

私はこの話を聞いて、まさに「切れ目のない医療」そのものだと思いました。

人はある日突然、病気になるのではないと思います。時間の流れの中で静かに進み、実は発病の芽はずっと前からあったことも多いのです。そうした過去から続く流れをきちんと受け止めなければ、患者さんの病の本質は掴《つか》めないと思います。

思春期医療の役割

私は児童精神科を専門としているので、診療するのは10〜20歳の患者さんが大半を占めていますが、その多くの方に不登校があります。

私は、診療所を開設する前、ある古い精神科病院に数年だけ勤めていたことがありました。そこでは、入院患者さんのほとんどが10〜20年以上の在院でしたが、診察をしていると独特な話し方、極端な興味や関心の偏り、幼児期の言葉の遅れなど、「どう考えても発達障害ではないのか」と疑われる方が相当数おられました。

けれど診断名は、統合失調症となっている方がほとんどでした。

過去に戻って診察することはできないので想像にしか過ぎませんが、こうした方々は、「実は発達障害のために学校不適応を起こしたが、当時はそのような診断名がなかったために統合失調症と診断されて入院となった。しかし、いくら薬を投与しても全く改善しないため長期入院となった」のではないかと考えました。

つまり、弱音を吐かせず頑張って登校させていても健康になる人ばかりではなく、精神科病院へ長期入院となってしまった人もかなりいるのではないかと考えます。

その現代版が「引きこもり」ではないでしょうか。

学校という決められた集団に適応できない一定数の子どもたちには、無理やり登校させるのではなく、「その人なりに適応」できる環境作りが必要だと思います。

その環境作りに、思春期医療が貢献できると思います。

思春期を「ヒトが人間に変わるとき」と説明している『思春期学』（東京大学出版会）に私の原稿を載せていただきました。依頼の企画書に書かれていた文章に惹《ひ》きつけられたからでした。

「思春期を、乳児期・幼児期・小児期を『もとに』発展する（組み換え、再編する）時期という視点で考える」

これは、性同一性障害を治療する医師の姿勢にも通じます。

私は、長年持ち越してきた自身の人生の「再編」のつもりで、『思春期学』の原稿を書きました。その作業は、毎日の診療で診る子どもたちの姿に重なり、いつの間にか来院しなくなった子どもたちの「その後」へと、一つの線となって重なりました。

地雷を踏んで歩いていた、私の思春期

私は思春期という言葉を聞くと「地雷を踏んで歩いていた」ような、自身の過去を思い出します。

小学校時代は母親が寝込んでいることが多く、食事や衛生面では不適切な環境でしたが、自分の家と他の家との違いなどはよくわかっていませんでした。「愛犬」と「読書」と「空想」で、「寂しさ」は埋まっているかのようにみえました。

しかし、実際には埋まってはいなかったのだと思います。

中学・高校時代は、ただでさえ自意識過剰となりやすく、人の目が気になる年ごろです。自分の家と同級生の家との違いもはっきりわかるようになり、それは大きな劣等感になりました。

中学時代は転校生ということで強烈ないじめにも遭《あ》いました。いじめられたとき、誰か寄り添ってくれる同級生が一人でもいたなら、いじめの経験は過去の「嫌な思い出」のひとコマですんだかもしれません。

でも、私の友達は小説『赤毛のアン』の主人公のアンだけで、本の中の人物以外には現実の友達はいませんでした。

人は、同世代の友達との遊びやけんかなどを通して、家族以外の他者との付き合い方を覚えていきます。私は生身の人間との付き合い方を覚える代わりに、劣等感といじめられることを覚えていきました。

役に立ったのは、日常生活を送るうえでの知恵

人生には、至るところで、「発達課題」という「宿題」があります。

そのときどきで失敗をして壁に突き当たりながら、乗り越えなければならない宿題があります。思春期の宿題は「家の中から外へ」です。つまり家族関係から飛び出して、他者との親密な関係を築いていくことです。

そうした宿題（発達課題）を一つひとつ乗り越えることで、幼児から子ども、子どもから思春期……と成長して、社会的な役割を担える大人になっていきます。

しかし私は、「家の中から外へ」という思春期の宿題を解けず、未来を見る目を外へ向けることができませんでした。

高校を卒業したら、修道院かお寺のような外界と隔絶した社会に入ろうと、信仰心など全くないままに想像したこともありました。

人と付き合うことが恐ろしく、家の中で母の顔を見るのも嫌になり、机のまわりに小遣いで買った暗幕を張り、日中はずっとその中で過ごしていました。

「自分は、他人に嫌われやすい」と思い込み、どうせ嫌われるなら1人でいたほうがましと考えていました。

私はその後、10年以上も回り道をして、在日韓国人の親友や、私に母と会うことを勧めてくれた「花街の人」と出会い、やっと人付き合いを学ぶことができました。すでに、30代半ばになっていました。

人付き合いがわからなければ、友達作りはできません。

私自身の回復で意外に役に立ったのは、「花街の人」が与えてくれた日常生活を送るうえでの知恵でした。

彼女は花街にある古い置屋に嫁いだという苦労人で、「私設カウンセラー」のようなことをしている人でした。

お掃除の仕方や茶碗の洗い方、他人へのお辞儀の仕方など、心の回復とは無関係に思われたことが、自分でも気づかないうちに他者と交わるときの自信になりました。

たとえば、彼女の家で食器を洗う手伝いをしていたときのことです。

台所が洗い物でいっぱいで置く場所がなく困っていた私に、さっと引き出しを引いてその上にトレーを載せ、置く場所を作ってくれました。

「そうすればいいんだね……」と感心する私に、「頭は、生きているうちに使わないとね！」と笑いながら彼女は言うのです。

それまで受験勉強ばかりしてきた私には、新鮮な「頭の使い方」でした。

学生時代には、修学旅行も怖くて行けなかった私を、彼女は男女総勢10人以上の旅行へ連れていってくれました。

職業も年齢も様々で、泊まる部屋は1つでした。ほとんど雑魚寝です。

緊張で一晩中眠れなかったけれど、不思議と帰りたいとは思いませんでした。そんなことをしている自分に一番驚いていたのは私自身でした。

道中では、みんなで「なぞなぞしり取り」をして遊びました。

「人は、なぜ歌を歌うのでしょうか？」という「なぞなぞ」を出して、皆が一番納得した答えを出した人が次の「なぞなぞ」を出します。一緒にいた人の中には僧侶の人がいて、その人の「なぞなぞ」は禅問答そのものでした。

聞く力やコミュニケーション能力も、かなり培われたと思います。

仲間といると、自分を苦しめた過去のいじめや劣等感が清算され、新たに「再編」されていったように思います。

患者・家族としての私の願い

人間の発達課題を学び、訓練したスタッフを

回復とは、その人が自分で一つひとつ回復のヒントを手繰《たぐ》り寄せながら手にするものだと私は思っています。

そうだとしたら、思春期の医療にかかわるスタッフの役割とは「治療する」のではなく、その人が自分でヒントを見つけていく作業を手伝うことだと思います。

見守る側も忍耐が必要で、ときには非常に危うい道を患者さんは渡ろうとするかもしれません。地雷地帯の向こう側で、息をひそめて無事にこちら側に辿《たど》り着くのを待つような、そんな心細さや不安を、思春期を支える側は持たねばならないように思います。

そうした支え手に、30歳を超えてからではありましたが出会えたことが、私の幸運

の一つだと感謝しています。

前にお伝えしたように、思春期医療は、「思春期、乳児期・幼児期・小児期を『もとに』発展する（組み換え、再編する）」ための場と、その場を活用しようとする勇気を提供する役割があると思います。

児童や成人の患者さんにはない思春期の特徴に対応するには、人間の発達課題を学び、訓練したスタッフを集める必要があります。

建物などの「箱もの」ではなく、人材という環境を提供することで、患者さんは「病気未満」の状態に踏みとどまることができるかもしれません。思春期の不安定さは、病気と健康との境目でもあるからです。

思春期病棟

さらに、日本の精神科の入院事情を踏まえながら、思春期の患者さんが入院する場合を考えてみます。

私は思春期医療では「入院」は非常に大切な役割があると考えます。医師の立場からみると、入院の利点は24時間、患者さんの様子を観察できる点です。

思春期のこころの病は、「病気と健康」の境界に位置付けられることが多いものです。

外来診療だけでその微妙な違いや変化を捉えることに、私はとても困難を感じています。

時間が限られた中で、医師に効率よく自身の内面を話せる患者さんばかりではありません。コミュニケーション能力も、年齢に比して非常に幼い人が多いのです。

そうした患者さんは、入院という緩やかな時間枠の中で行動を観察することで、実際の生活で何が欠けていて問題になっているのかを探ることができます。医師には言えないことも、看護師や他の医療スタッフには打ち明けてくれるかもしれません。

思春期医療では、入院は治療以前に「診断」にとって非常に重要な役割を果たすと思います。

その重要な役割を果たす「思春期病棟」が、全国的に見ても極めて少なく、大学病院や一部の公立病院のみ、しかも大都市に集中しているのが現状です。

適切な診断をして「病気未満」にとどまる方が増えるためにも、全国に思春期病棟を設置していただきたいと願います。

私の病院でも、開院当時は思春期の方に多く入院していただいたことがあります。職員と近所のカラオケ店へみんなで出かけたり、病棟内では小さな恋の物語が生まれたり、夜中に2階のバルコニーから脱走したりとエピソード満載の日々でしたが。

その後、問題が持ち上がってしまいました。

当院は思春期に限定せず、広い世代の方に静養のための入院生活を送っていただくことを目的としています。若い入院患者さんが親しげにワイワイ騒ぐことは、静かに過ごしたいと入院された患者さんにとっては迷惑なものでした。

そして私は、入院管理の難しさに突き当たってしまいました。やはり、思春期には思春期のための病棟が必要だと苦い経験から痛感しました。

社会復帰に大切なのは地域の力

思春期病棟では、日常生活と入院生活の間に大きな壁がないほうが好ましいといえます。

入院生活は日常生活からかけ離れたものではなく、私が「花街の人」から教えてもらったような生活訓練があると良いと思います。

また、他者とのコミュニケーションを学ぶために、現在、発達障害の人に用いられている療育トレーニングも好ましいと思います。療育トレーニングは「社会参加に必要なスキル」の訓練なので、発達障害ではない人に行っても十分有益です。

就労支援も、入院中からできる「お試し」的な機会があれば、あまり緊張せずにトライできると思います。就労面接で調子を崩し、通院さえできなくなった青年を多く見てきたからです。

就労は、非常にストレスの高いライフイベントだと思います。そのためには、機会を提供してくれる地域の協力が必要です。

東日本大震災では大きな精神科病院がいくつも被災され、数十年も入院していた患者さんの居場所が、地元の方々や保健師さんなどが奔走されたことで確保され、地域社会に定着された話を聞くことがあります。

長期入院の方が社会に戻るために必要なのは、医師や看護師だけの力ではなく、地域の力であることも証明されています。

地域の理解を得るために、現在、様々な活動が試みられていますが、その中に若者自身の手による「ライトリング」(Light Ring) という活動があります[4]。

一次予防として、身近な支え手がいれば「悩む本人は、自らの手でいつだってやり直すことができる」というコンセプトです。

そのためには「地域社会で暮らす健康な人々が、自分と他人のこころの異変に気づき、自分に合う休養が得られるように学び、受け入れ合える仲間のいる、安らげる居場所を持つこと」が必要だとしています。

また支え手に必要な「適切な支え方」や「距離感の調整方法」を身につけるための養成講座も開いています。地域にこうした受け皿があってこそ、思春期病棟が生きてくると考えます。

思春期病棟を1つの足掛かりとして、精神科での入院全体が良くなる方向へ進むことを願い、私自身も声を大にして国へ訴えていこうと思います。

第 7 章

不思議
7

成人した患者さんに対して、なぜ「家族会」が必要なのか

日本の精神科医療には、1950年代から続く全国規模の「家族会」があります。

「当事者（患者）会」もありますが、規模としては家族会のほうが大きい組織です。

これらの家族会は、これまで一般の方への啓発活動や精神科関連の政策について政府へ提言するなど、患者さんの生活の質や医療の改善・社会的な地位向上に貢献してきました。

しかし、よく考えてみると精神科の患者さんはそのほとんどが成人の方です。

発症時は思春期でも病気の経過が長いため、患者さんの全体に占める年代層は成人が圧倒的に多いのです。

がんをはじめ、内科や外科などの身体疾患では、成人の場合には知能や認知の障害がない限りは、「患者さん本人の会」が一般的です。

なぜ精神科では「患者さん本人の会」より「家族会」の方が多いのでしょうか。

患者さんは知能の高い方が多いにもかかわらず、なぜ家族が一緒に活動されているのでしょうか。

どうして精神科医療には、「家族会」があるの？

現在、日本には、
「全国精神保健福祉会連合会（みんなねっと）」
「地域精神保健福祉機構（COMHBO＝コンボ）」
の大きな「家族会」「当事者（患者）会」があり、会員は2つを合わせると2万人近くになります。

がんをはじめとして、多くは患者さん本人の「患者会」が中心で、「家族会」の存在をあまり耳にすることはありません。

なぜ、精神疾患の場合、「家族会」が必要なのでしょうか。

精神疾患の患者さんは、「どこが病気なの？」などと周囲が不思議に思うほど、日によって元気で健康にみえることがよくあります。

知能も高く、弁が立つ人も多いので、周囲は「それくらい元気なら、これくらいの仕事はさっさとできるはず」と思ってしまい、常識的な量の仕事を振り当てます。

患者さんは、張り切って仕事をこなすのですが……。

短期間のうちに調子を崩す人がとても多いのです。特に大きなストレスがないとしても、気分自体に波があるからです。

また刺激に過敏で、通常なら気にならないような上司からの注意を深刻に受け止めてしまい、「自分は職場には必要のない人間だ」と飛躍した考え方をしてしまいます。初めの期待が大きかっただけに、その落差に周囲だけではなく本人も非常に落胆してしまい、自信を失うことも少なくありません。

患者さんの中には、こうした負のサイクルに巻き込まれ、人前に出ることを極端に恐れるようになってしまった人もいます。

また、「考えがまとまらない」という症状も多くみられ、他者との会話ではとても困難を感じてしまいます。人の目が気になって、目をみて話せないという人も大勢います。当然、仕事もフルタイムで働くと非常に疲れてしまいます。

このような症状を持つ方々が「患者さんの会」を患者さんだけで運営しようとすると、どこかで誰かが調子を崩していることになり、一堂に会して何かを決めたり、団体で交渉することはとても難しいといえます。

また発症した年齢が「子どもから大人へと変わる」時期に当たり、健康的な反抗期を通らなかった方も多いようです。

こうした理由から、結果的に親や家族に依存せざるを得なくなります。親のほうも世間の偏見を気にして「自分たちが動かなくては誰も動いてくれない」といった悲壮感、「自分のせいで、子どもが病気になったのでは？」といった親ゆえの誤った罪悪感が生まれ、家族会が大きくなっていったように思います。

私から見た「家族会」

生い立ちを公表した当初、私は、精神障害の方たちの「家族会」のことは、よく知りませんでした。

母の発病は私が生まれる前のことで、精神科病院へ母が入院したとき、私は中学2年生でした。そして、母が精神の病気であることを、私には誰一人説明してくれませんでした。

父に連れられ、入院中の母の見舞いに行ったときでさえ、父も担当医も母の病気について私には説明をしませんでした。面会室に入り、「ここは普通の病院ではない」とすぐに察しましたが、その場にいた全員に（母も含めて）、「話題にしてはいけない」という雰囲気があったように思います。

帰りに父が運転する車の中から改めて病院の看板を見て、「精神科」と書かれていることを確認しました。車中では父も私も一言も話さず、以後、私たち家族は母を見舞うこともなく、母の病気を話題にすることはありませんでした。

患者の家族でありながら、「家族会」とは無縁の生活でした。

精神科医になってからは、地元の医師として、保健所から家族教室の講師を頼まれることもありましたが、何やかやと理由をつけて逃げていました。逃げきれずに引き受けたときも、講義が終わると裏口から逃げるように帰っていたので、家族会との交流はほとんどありませんでした。

私が今のような活動を始めなければ、精神科医であるにもかかわらず、家族会のことは何もわからないまま医師人生を終えていただろうと思います。

金沢での講演会、そして事務所を訪ねて

公表後、全国の家族会から「話を聞きたい」と呼んでいただき、恐る恐る出かけたことを覚えています。当時の私の家族会のイメージは「暗くて悲しい、沈黙の集団」でした。それは、自分の家族のイメージそのものです。ところが……。

2014年、石川県金沢市で開かれた「みんなねっと」が主催する「みんなねっと

全国大会」で講演をすることになったときのことです。

会場を埋め尽くした1000人近くの方々は、名前を呼ばれて壇上に上がった私があまりにも小さくて、今にも消えそうな印象だったので、「この人、大丈夫かしら？」と心配したそうです。

まだ大勢の人の前で話すことに慣れていないときで、緊張して泣きながら母の話をする私に「頑張れ！」と応援の声を何回もかけてくれ、話し終えると割れんばかりの拍手をしてくれました。話を聞いてもらって、相手が私をわかってくれることがどれだけ力になるか、そのとき身体全体で感じました。

夜の懇親会では皆さんから声をかけられ、ご馳走を食べる暇がないほどでした。余興では「一緒に踊ろう」とステージに引っ張り出され、なんだか別世界に来たようでした。「沈黙の集団」どころか、こんなに賑やかな集団は見たことがないと思ったほど、皆さん元気でした。

しかしどの方も家に帰れば、患者さんが待っています。

中には、現在ご家族が入院中という方、病院受診を拒否して薬も飲まなくなったなどの深刻な状況の方もおられました。そういった状況だからこそ「人が集まる」意味があるのだと、今は私もわかります。

もしもまた、あの金沢のステージに上がることがあったなら、今度は「ちっちゃくて、儚《はかな》げな夏苅さん」ではなく「堂々と、しっかり歩む夏苅さん」としてみてもらえたらいいなぁと願っています。そう言われるように、これからも努力していきたいと思います。

「コンボ」の方たちにも、お世話になりました。

2015年に、精神科医の診察態度についての全国調査を始めるとき、協力をお願いするためコンボの事務所を訪ねました。

そのときに応対してくれた事務局長さんから、

「夏苅さんは患者・家族へアンケート調査をやろうとしているが、そもそも家族会の歴史を知っていますか？」

と聞かれ、何も答えられずに穴があったら入りたい心境でした。お願いする相手のことをよく知りもしないで物事を運ぼうとしたことに、大いに反省しました。

1950年代後半に、精神科病院単位で精神障害者家族会が作られ、それが1964年に「全国精神障害者家族会連合会」として結成されたとのこと。

その会が、2007年に「みんなねっと」と「コンボ」として2つの会に再編されたことなど、事務局長さんは丁寧に説明をしてくれました。

再編に至る経緯の様々な事情を含め、家族会の歴史の重さを知りました。

長年の入院でも「生活能力」は損なわれない

家族会の方々と、講演先で一緒にご飯を食べたり温泉につかったりしながら、親しくお付き合いをさせていただく中で、学ぶことがたくさんあります。

遅々として進まない国の政策転換に対して「私たちは、待つことには慣れているんです」と静かに、でも凛《りん》としておっしゃった家族会の方々のお顔から「決してあきらめない」という強さが伝わってきました。

また、家族会には「経験知」という、専門家にはない素晴らしい知恵や発想があることも知りました。

講演に行くと、家族会の役員さんが駅まで迎えに来てくださることがあるのですが、その道中に何気なく話される言葉は、私の臨床に対する考えを変えました。

「夏苅さん、人間ってわからんもんですねぇ。ある会員の40代の娘さんはもう20年以上も精神科病院に入院していたので、私らはあの子に社会復帰は無理だろうって思ってたんですよ。医者も、慢性なので大きな変化はないと言ってたんです。それが、退院促進事業のおかげで退院したところ、みるみる元気になって結婚までして、今は雇用促進住宅に夫婦で住んで作業所へ通っているんですよ」

この患者さんは長年の入院でも、「生活能力」は損なわれていなかったのです。

専門家は、患者さんが病気になった期間・脳画像上の脳委縮の程度・認知機能検査の結果・年齢などの「客観的な事実」で患者さんのその後を見積もろうとします。たくさんの患者さんの経過をデータとして積み重ね、統計学的に導き出した結果をもとにしているので、多くの方はこの結果に一致するかもしれません。しかしあくまで統計なので、良い意味での「外れ値」もあります。

家族会の方は、その「外れ値」を目のあたりにすることがあるのでしょう。一方で、専門家は案外、良い意味での「外れ値」には関心を示さないことが多いのです。

医療では精神科に限らず、「結果が良くない」患者さんが集まりやすく、「結果が良くなった」患者さんは医療の必要性がなくなるので医療からは遠ざかります。そういう意味では、専門家は偏ったメガネをかけて患者さんの「その後」を見積もっているのかもしれません。

私はこの家族会の方の話を聞いてからは、どんなに病気が治りにくい患者さんであっても「その後を決めつけない」でおこうと思うようになりました。

コンボとの交流では、ご家族の声も役に立ちましたが、患者さんご自身が「経験知」を教えてくれることがよくあります。

毎年開かれるコンボ主催のイベント、「リカバリー全国フォーラム」に、参加させ

てもらったときのことです。何回も入退院をしたある患者さんは、

「僕が十数年かけて得た病気の予防法は食事です。特に便秘はいけません。薬の副作用でもあるので、薬を中断して何回も調子を崩しました。今は、便秘しないように食事に気をつけるようになり、玄米食を中心にしています」

精神科の診療では、患者さんが毎日口にする食事のことは意外に注目されていません。この患者さんは何回も失敗しながら、自分に合った予防法を見つけていったのだと思います。

こうした「経験知」のほうが、医学書に書いてある知識より、実際の生活では役に立つことも多いと思います。

家族会の現状

しかし家族会は今、大きな岐路に立っています。

会員数の減少と高齢化です。私は各地を訪れて、会合に集まる方々は圧倒的に女性が多いこと、年配の方がとても多いことに気づきました。

ある過疎地域の家族会は、平均年齢80代と言っても大げさではなく、私がこの次に

ここを訪れたとき、この家族会は存続しているだろうかと心配になりました。

家族会の会員は、子どもが患者という「親の立場」の方がほとんどです。

日本では、子育ては母親の役目という考え方が多かったので、子どものことは母親任せになった結果でしょうか。

子育ては、女性だけの役目ではありませんし、男性の中には理論的な話し合いが得意という方も多いようなので、行政との交渉に、ぜひお父さんたちの力を注入してほしいと思います。

それにしても、精神疾患になる人の数は増える一方なのに、どうして家族会の新規会員の数は減少しているのでしょうか。

理由の1つは、家族会がこれまで、統合失調症（かつては精神分裂病）の患者さんを持つご家族が主に活動してきたためだと考えられます。

最近は、私の診療所でも、昔の教科書に出てくるような典型的な統合失調症の方の受診は少なくなり、うつ病などの気分障害の方や発達障害の方が増えています。

そうした方々から見ると、従来の家族会に違和感があるのかもしれません。

私は、2020年から「みんなねっと」の理事となりました。

「みんなねっと」では、統合失調症の方だけではなく、うつ病や発達障害、薬物依存症の方などと共に手を取り合って活動していく方針です。

精神疾患の親を持つ子どもの立場の方々とも連絡を取り合って、「オールジャパン」で精神科医療の改善に取り組んでいこうと思います。

医療関係者の方たち、そして精神科医療に関心のある一般の皆さんも、家族会の集まりに顔を出してみませんか。

「関心を持つこと」が、そのまま支援につながります！

「関心を持ってもらえる」ことが、患者さんや家族にとっては最大の応援なのです！

患者・家族としての私の願い

家族の本当の願いは「家族ケア」ではありません

私に、家族や病気のことを公表するきっかけを作ってくれたマンガ家の中村ユキさんに、私はこう言ったことがありました。

「ユキさんは偉いね。お母さんのそばにずっといて、お世話をしたのだから」

自分が10年以上、母親と絶縁していた負い目があったからです。

しかし、ユキさんはこう言いました。

「夏苅さん、私は好きで母親と同居していたわけじゃないよ。私が20歳になったときに、誰かが『世帯分離してお母さんに生活保護を受けてもらったら、別々に暮らせる』と教えてくれていたら、私はそうしたと思う」

私は、ユキさんの言葉を聞いてハッとしました。

日本の家族は親の立場であろうが、子どもの立場であろうが、兄弟・配偶者の立場であろうが、「家族なんだから、患者の面倒をみなければならない」と知らず知らずのうちに思い込んでいるように思います。でも、本当にそうでしょうか。

私が一番嫌いな法律は、民法730条です。そこには「……親族は、互に扶け合わなければならない」（『岩波コンパクト六法』より）と規定しています。

このとおりにいかない家族は、どうすれば良いのでしょうか？

「ケアしなくてもいい権利」と「ケアする権利」

数年前、ある家族支援の講演会でこんな提言が出されました。

家族の「ケアしなくてもいい権利」を保護してください

そのうえで、「ケアする権利」を保障してください

この2つがないと、家族のリカバリーはあり得ません

最近は、障害や病気のある親族の世話や家事を行う、18歳未満の子どもを「ヤングケアラー」と呼び、マスコミなどで取りあげられるようになりました。

私が幸運だったのは、たまたま母との再会後も「物理的な距離」を取ることができたことです。そして私は、母と距離を取る代わりに、母に生活費を仕送りしました。

「お金で解決」というのは嫌な言い方かもしれませんが、お金がないゆえに起きてしまう事件が多いのも事実です。

「物理的な距離を取る」、これは母を看取《みと》ることができなかった私が、今も思っている「患者さんとご家族を守る大切な要素」です。

「子どもの役割を果たしていない」と言われるかもしれませんが、自分の人生を優先できたから勉強に打ち込めて精神科医になれました。自分がもらった幸運に対して、母や私のような思いをする家族が少しでもいなくなるように、精神科医として努力することがお返しだと思っています。

私が取った選択を、後ろめたく思わないで済む社会になってほしいと思います。

イギリスでは、1995年に「ケアラー法」、1999年に全国戦略を策定し、自治体の責任のもとに在宅介護者の支援を行っています。

各自治体の地域ごとに「ケアラーズ・センター」が設置され、地域のケア拠点で患者さんの介護を担う家族への様々なサポートを、民間団体や市民事業が「契約事業」として請負って提供しています。

また、ケアラー支援の全国組織もあり、政策立案や調査研究、地域での支援活動などに取り組んでいます。

日本でも、埼玉県が地域家族会の尽力により「埼玉県ケアラー条例」を2020年3月31日に制定しました。

この条例には「ケアラーの支援は、すべてのケアラーが個人として尊重され、健康で文化的な生活を営むことができるように行われなければならない」と書かれています。家族に依存した支援から、社会による支援への転換のために、日本全体で「ケアラー法の制定」がされること、「民法の扶養義務規定の廃止」が必要だと思います。

家族ができないこと・できること

家族ができないことは、「支援者」や「治療者」になることです。

また、そうなる必要はないと思っています。私は精神科医ですが、母にとって適切な「支援者」や「治療者」にはなれません。

母と再会したとき、担当の医師とも会いました。そのとき、その医師から、「これからは、娘さんが主治医ですね」と言われましたが、私はそのお気持ちだけを、ありがたく受け止めました。なぜなら、それは到底無理なことだからです。「支援者」「治療者」は、症状軽減のために患者さんの生活に介入しなくてはなりません。それを日常生活で行ったら、どうなるでしょうか。

患者さんにとって、のんびりできるはずのわが家で「耐え難い過干渉」が続くことになり、イライラが高じて症状はかえって悪化します。良かれと思ってやった家族は、葛藤の波に飲み込まれることになります。

家族だからといって、何もかもできるわけではないのです。「症状があっても、その人らしく生きる」という回復概念を「リカバリー」と言いますが、私は、リカバリーとは極めて個別的で流動的なものだと思います。ある人にとってはリカバリーと思えても、他の人にはそうは映らないかもしれません。また同じ人でも、昨日はリカバリーと思えたことが今日はそう思えないこともあるでしょう。

本人にとってのリカバリーが、家族のリカバリーになるとは限りません。そう考えると、患者さんと家族のリカバリーは、それぞれが幾重にも反響し合う「合わせ鏡」のように見えます。

「患者さんの人生を尊重すること」「家族としての人生を尊重すること」「家族の義務・医療者としての責任」……。様々な出来事に「葛藤」がついて回ります。

キレイゴトではなく、「葛藤を抱えることは苦しい」ということを、医療者・市民も、みんなで共有してほしいと思います。

なぜなら「こころの病は、あなたの人生のどこかで出会う病気」だからです。

(「リカバリー」については、終章で詳しくお話しします)

病気を理解することが、第1にできる支援

ある家族会の会報に、こんな文章が掲載されていました。[1]

「我が家では、病気になった息子と十分な対話はして来れなかった。時には暴力もあり、病気だからと腫物に触るような会話が多く、対等な人として、話し合うことがほとんど無かったように思う。講演の後、息子に対話を聞く話をしたところ、『家は対話は無かったね。環境を変えて問題を解決してきた』と言われた。

息子はリカバリープログラムで『病気があってもやりたいことをやってもいいんだ』ということを学び、3年余り前、以前からやりたかった精神障害者を中心とした自助グループを立ち上げた。

5〜6人の参加者でテーマトークや当事者研究を行っている。私も一人の参加者として加わり、たくさんの話を聞いて多くのことを学んだ。

参加者が対等な立場で話すことで、病気がある人ない人という境目が無くなった。今まで納得のいかない気持ちで見ていた精神障害のある人の行動もその意味や必然性が理解できた。話し合いの中で、息子の悩みや思いも知ることができた。私も母親としてではなく一人の人間として息子の前で、自分の思いを語ることができた。

当然、息子への考え方も変化して、息子は息子なりにやっていけるのだと思えるようになった。第三者を交えることで親子の対話が少し開かれた気がする。これからも対等な対話ができるよう心掛けて息子を信頼していきたい」


中村ユキさんは、『マンガでわかる！統合失調症 家族の対応編』[2]の中で、「家族が病気について理解することが大切」と言っていますが、病気の理解は患者さんにとっても、家族にとっても、第1にできる支援だと思います。

第2にできることは、「仲間づくり」です。

病気の身内を抱える家族は、患者さんを家に残して出かけることが難しく、どうしても孤立しがちです。地域の中に、お互いに相談し合える仲間がいることは、患者さんにとっても必要なことだと思います。

家族会の方は「親亡き後」に備えるには、「金を残すより人を残せ」と一様に口にされます。いざと言うときに「仲間」がどれだけ頼りになるか、身に染みてわかっておられるのだと思います。

家族会では、患者さんも一緒に参加して交流できる会を工夫するなど、家族の孤立を防ぐ活動をしています。

「こころのお手入れ」を積極的に

第3にできることは、家族が自身の「こころのお手入れ」に積極的になることです。

私はあるご家族から、「できるだけ『明るく』過ごしたいと思っている。どうやったら『明るく』過ごせるのか？」との質問を受けました。

私は、次のようにお答えしました。

「『明るく』過ごす、というのはなかなか難しいことですね。

精神科医の私自身が、手入れをしないとすぐにマイナス思考になってしまいます。

そうした場合は、基本的にプラス思考の人を少しリストアップしておいて、『危ないぞ』と思ったらその方に話をして、その方のプラス思考のおすそ分けをしてもらいます。

でも、だからといって、私が根っからのプラス思考の人間になれるかというと、そうではありません。やはり人の思考には癖のようなものがあり、修正は利きますが、全くの別人というわけにはいきません。

私がやっているもう1つの方法は、『明るくなれる方法』ではないけれど、『気分を良くする方法』です。それは、その日の自分の日程の中で、ある程度達成可能な『小さな目標』を立てて、それが達成したときの『達成感』を味わうことです。

ここで大事なのは、あくまで『小さな目標』です。怠け者の方ほど、目標を小さくしないと達成感は得られませんが、どんな小さな目標だっていいんです。なぜなら、そのことを成すのが目的ではなく『やった』という達成感が目的だからです。

精神疾患のお身内の方と一緒に生活されると、目に見えない病気だけにご苦労は多いとお察しいたします。

そんな中で、こんなこともやっている自分に、ちょっと『達成感』を与えてみるのは『明るくなる』に近い心境で、手が届きやすいかもしれません。

私は基本的に明るくなれないので、平素は『手の届く達成感』で落ち込みを予防し、もう駄目だと思ったら『プラス思考』の人に話して『頭の洗浄』をしてもらう……。

こんなやり方を、精神科医でさえ四苦八苦してやっていることをお伝えします。

私からすれば、年中『明るい』人は生まれつきの『躁《そう》状態』の人ではないかと思ってしまいます。羨《うらや》ましい話ですね」

皆さんも、「これは！」と思う「お手入れ」の方法があったら教えてくださいね。

究極の「お手入れ」は、ご家族が患者さんのことを心配しないですむ世の中になることかもしれません。そうなったら、「家族会」は必要なくなります。

本章の冒頭に挙げた謎を、問いかける必要がなくなる社会になってほしいと思っています。

第 8 章

アンケートから見える「望まれる医師像」

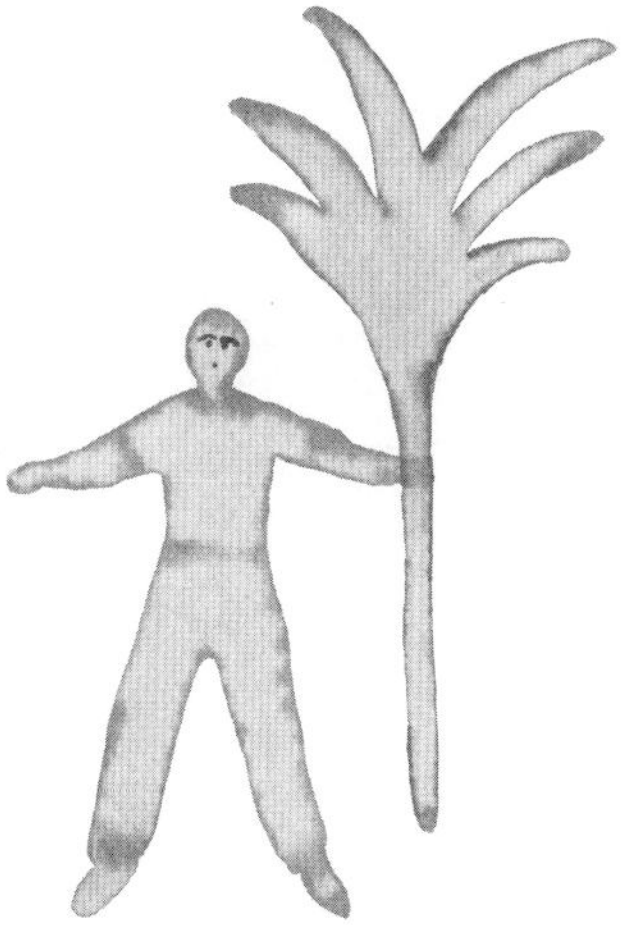

患者・家族、専門職が力を合わせて診療を良くするために

家族会の方たちの頑張りに対して、精神科医は何を頑張れば良いのでしょうか。

ここでは、2015年に患者さん・ご家族を対象に行ったアンケートの結果をもとに、「望まれる医師像」について考えてみたいと思います。

まず、このアンケート調査は、患者さん・ご家族が医師との関係でどのような困難を抱えているのか、本当の声をきちんと拾いたいということがきっかけでした。

医療批判ではなく「患者・家族と専門職が力を合わせて診療を良くすること」を目的として、全国の患者さんとご家族に対して「精神科担当医の診察態度を評価する」という名目でのアンケート調査[1]でした。

「みんなねっと」「コンボ」などの、様々な家族会・当事者（患者）会のみなさんを中心に、たくさんの方たちからご協力をいただくことができ、回答総数7234（ネット回答を含む）という、精神医療における調査としては、これまでの最大規模のものとなります。

このとき、ある家族会の役員の方から「患者・家族の立場でもある夏苅さんなら、多くの人が協力すると思います」というコメントをいただき、その言葉に力を得たことも、これほど多くの回答が集まった要因の一つだったように思います。

およそ1万8000部ものアンケート用紙を全国へ郵送することになり、用紙代や印刷代、切手代、人件費などで数百万円の費用がかかりましたが、私は研究者ではないので国から研究費はもらえず、自腹で賄うことになりました。

ただ、アンケート結果をまとめる冊子を作成する費用は、「クラウドファンディング」で集めました。スタートからの4日間で目標金額に達したときは、たくさんの方から応援をいただいていることを感じて「私は一人じゃない」と強く思いました。

冊子名は「精神科医のイメージと能力に関する調査報告~当事者・家族による『精神科担当医の診察態度』の評価~」で、表紙の絵は、マンガ家の中村ユキさんが無償で描いてくれました。

7000人以上の方の回答を解析するには、統計の知識と技術が必要なため、複数の大学の研究者の方たちの応援を得て、解析作業をしていただきました。

その結果は、日本疫学会倫理審査委員会・東京大学医学部倫理委員会の承認を受け、学術的な基盤に立って実施したものとして、『精神神経学雑誌』[2]（日本精神神経学会）

10月号（2018年）にも掲載されました。

アンケートの具体的な内容や結果について、ここで詳しくご紹介することはできませんが、主に患者さんやご家族が、医師に対して抱いている本音をいくつかご紹介していきます。

＊詳しい「アンケート結果」は、冊子とホームページ(http//natsukari.jp)に掲載しています。冊子をご希望の方には、ホームページで入手方法を紹介しています。

「医師のコミュニケーション能力」について

アンケートの結果について、当初、私は酷い評価が出ると想定していました。マスコミは精神科を「薬漬け医療」「社会的入院による人権侵害」「パソコンの画面ばかり見て、患者の顔さえろくに見ない」などと報道することが多いからです。だからこそ、マスコミや一部の人の声ではなく、全国の患者さんやご家族の、本当の声を聴きたいと思っていたのです。

まず、蓋を開けてみて驚いたのは、「精神科医の診察態度とコミュニケーション能力」を尋ねた質問で、患者さん・ご家族の大半が「良い」と評価しており、これは想定外の結果でした。

けれど、このような意外な結果になったのには理由があって、「今現在」の担当医についての質問だったからでした。

実際には、今の医師に出会う前に、4人以上も医師が替わった人が5割以上を占めており、それだけ医師を替えて、現在の担当医にたどり着いている現状であることを、「良い」という評価の前に受け止めておく必要があると思います。

もちろん患者さんと医師との相性もあると思いますが、医師のコミュニケーション能力が低いとされる原因の一つとして、大学での教育が起因していることも考えられます。

実は、生い立ちを公表する前の私は、医師は患者さん・ご家族とは「適切な距離」を取るべきだと思い、それを守っていました。

医師は、患者さん・ご家族に自分のプライベートを話してはいけない、こうした「距離」が客観性を保ち、適切な診療につながると大学で教育されたからです。

でも公表後は、私も一人の人間として弱いところもあることを見せてもいいのではないか、と思うようになりました。私が弱い面を見せると、患者さんもそれまで言わなかったような打ち明け話をしてくれるようになってきました。

そうした話の中に、実は診療にとって非常に重要なことがあるということがわかり、

「関係性」の大切さに気づかされたのです。

最近は、担当する患者さんから「先生は優しくなったね」と言われます。

医師に気兼ねして本音を言えないことが医師・患者関係を損ねていると実感したことが、私の患者さんへの接し方を自然と変えていったようです。

「人手不足と時間不足」が浮き彫りに

また、「信頼できる医師」が見つかっても交代となることも多く、仕方なく、医師ではなく「薬の処方」に頼っていること、さらに「医師と話す時間」についても、満足という結果には至らず、人手・時間不足の問題が再認識されました。

けれど私は、当初はかなり悲観的な予想をしていたものの、その一方で「精神科医よ、自信を取り戻せ！」と患者さんや家族の方たちから励まされた思いがしました。

悲観的な予想をしてしまうのは、精神科医個人の力ではどうにもできない現在の医療制度に負うところが大きいからです。

人手・時間・質の高い医療への制度的な保障が乏しい中で（患者さんと5分話しても29分話しても、同じ診療報酬です）、医師は「専門性と人間性の双方を兼ね備えた精神科医像」を患者さんやご家族から求められます。精神科医となった初心を貫こうにも、現状では日々の無力感に圧倒されがちなのが医師の本音かもしれません。

そうである以上、精神科医療における人手不足は、今すぐに解決すべき問題だと考えます。

私の専門の児童精神科医は特に人手不足で、病院にかかろうとしても数ヵ月待たないと初診の予約が取れない状況です。

また社会問題となっている身体拘束も十分な人手があれば解決できるはずですが、患者さんやご家族の精神科医療への不信感の原因となっているのは悲しいことです。

私は、精神科医の方たちには、すぐには解決できない人手不足に直面し無力感に陥った際は、このアンケートに記入された自由記述「医師から言われて嬉しかった言葉」を読んでほしいと思っています。アンケートには、

「自分の子どもだと思って、治療するからね」
「この状況を、よく乗り越えましたね！」
「あなたは心を開いて話をしてくれる、いい患者さんです」
「できないことでも、少しでもできればいい」
「一緒に頑張れるよう、良くなるイメージを共に持ちましょう」

と言った医師の言葉が並んでいます。どれも、実際に患者さんたちが医師から言われた言葉です。「こんな一言でいいの？」と思うのですが、家族から「この言葉は、一生忘れません」という手紙も添えられていました。

私たちの日常でも、信頼できる友人が笑顔で言った何気ない言葉に、それまでの鬱《うっ》屈《くつ》した気分が晴れやかになった経験は誰でもあると思います。

医師・患者関係も「人と人との関係」の一つなので、専門的なやり取り以前に、「あなたを心配しています」という思いが相手に伝わるような話し方は必要だと思います。「時間のない中で、医師も一生懸命やっていて大変なことはよくわかる。体に気を付けてください」と、医師の体調を気遣う記述も多くありました。

患者さんやご家族は、対等な「人としての」会話を医師に求めているのだと思います。

一方で、残念ながら「医師に言われて辛かった言葉・態度」もいろいろありました。

「失礼な言い方ですが、治せないのに治せるふりをしている」

「アウトリーチ（訪問支援）をしようとしないのは、日本の精神医療の根本的誤ち！」

「『あなたは、一生治りません。将来をあきらめてください』と言われた」

「精神科医が一番この病気に偏見を持っている」

「患者や家族の話を途中で遮《さえぎ》らずに、最後まで聞いてほしい」

「浮足立った態度は控えてほしい」

「自分は精神科のことは何でも知っている、他の病気で使われる薬の副作用は全くわからないと平気で言って、自分が一番偉いと思っている」

など、耳の痛い言葉が並んでいます。

現行の医療制度をすぐには変えられなくても予算や時間がなくても、小さな気遣いや声掛けの積み重ね・工夫により「担当医の診療態度」への患者さんやご家族の評価は、良くも悪くも変わり得るものだと思います。

最高の精神科医と最悪の精神科医

「もし、医師を選べるとしたら、どのような基準で選びますか？」と言う質問では、選択肢として、

「人柄・性格、勤務年数、医学的知識、知名度、処方能力、出身大学、コミュニケーション能力、病院名、すぐ行動できる力、口コミ」の10項目を挙げました。

約7000人の方たちが1位に選んだのは「処方能力」、2位は「人柄・性格」、3位は「コミュニケーション能力」でした。

この結果については様々な意見をいただきましたが、1つの結果として受け止めるべきだと思います。

このアンケートでは、最高の精神科医とは、

「薬の処方が適切で、人柄もコミュニケーション能力もある人」

という結果となります。

それでは「最悪の精神科医」とは、どんな医師なのでしょうか。

あるご家族が、

「最悪の精神科医は、最高の精神科医の真逆ではありません。最悪の精神科医とは、『薬の処方がずさんで、人柄が良くコミュニケーションの取れる人』です。

なぜなら、酷い薬を出されても、情にほだされ、他の医師へ替わることができないからです」と言われたことを、私は忘れられません。

薬の処方や身体管理は、医師という資格がないとできません。当然のことですが、薬物療法も含めた医学知識の取得に生涯研鑽《けんさん》を積みなさい、と教えていただいた気がしました。

毎日、当たり前のように薬を処方している精神科医は、服薬を拒否する患者さんの心の内を本当に理解できているのでしょうか。

いつ終わるかわからないまま、何十年と服薬をしている患者さんの悔しさ、家族の忍耐と努力を想像したうえで対応、処方してほしいと思います。

こうした想像ができる医師が「望まれる医師像」のように私は思います。


私が当事者（患者）会・家族会に仲間として参加して感じることは、同じ患者・家族でさえ互いの痛みは計り知れないという思いです。ましてや医療者は、専門家であっても知識だけではわからないことがあるはずです。

「わからないことがある・できないことがある」と認識したうえで、日々の診療を行うことが大事だと思います。

最後に、アンケートにはこんなご意見が書かれていたことをご紹介します。

「精神疾患は他の病気以上に、患者や家族の日々の実態や本音を聞き出す医師の力が求められます。若い先生方に、こうした視点を意識的に学ぶ機会を与えないと基本的な人間力が継受されません。学会でも知的な感動だけではなくて、感情的な感動を引き起こす内容も盛り込んでいただきたいと思います」

終 章

精神科医療の未来に向けて

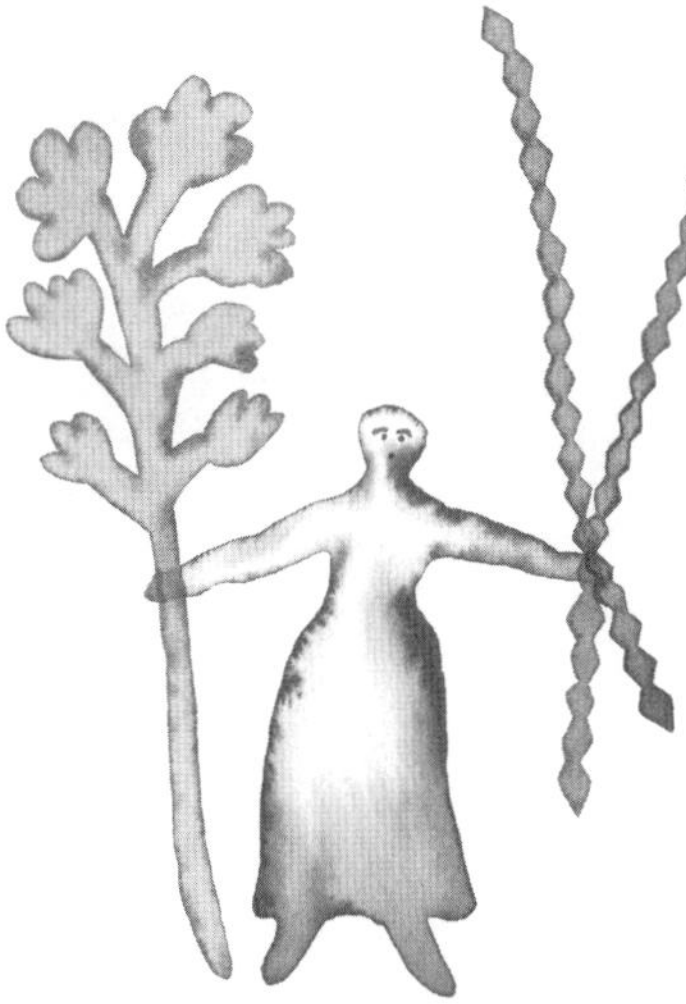

「病気を治せない」精神科医療ができること

「7つの不思議」という視点から精神科医療をみると、「治る」という未来はあるのだろうかと、ますます心配になる方が多いかもしれません。

けれど私は、精神科医療の目的は、「患者さんと家族の生命を守り、人生・生活を良くすること」であると思っています。

そうであるならば、「病気を治せない」という現実の中でも、精神科医療の未来がこの目的に沿うものであるためにできることは、いろいろあると考えています。

「コンボ」が発行した『統合失調症の人が知っておくべきこと ～突然死から自分を守る～』で、統合失調症の患者さん1000人に対して「薬によってあきらめたこと・可能になったこと」を質問した結果が紹介されました。

記事によれば、服薬により可能になったことは、「病気の治療」「人付き合い」「近距離への外出」とある一方で、服薬によりあきらめたことは、「結婚」「就職」「車の運転」というものでした。

私は、考え込んでしまいました。

薬によって「幻聴」や「妄想」といった症状が軽快したとしても、結婚、就職、車の運転など人生の夢や楽しみ、さらには日々の生活や自由をあきらめなくてはならないとしたら、治療は患者さんにとって満足のいくものなのでしょうか。「病気は良くなったが、生活は不自由になった」と解釈される事態が実際に起きていることを、この記事は語っています。

実際、私の母は、抗精神病薬の長期服用により幻聴や妄想は収まったものの、酷い「口唇ジスキネジア」と重度の「緑内障」となり、ガイドヘルパーなしでは単独で外出できない身となってしまいました。

母にとっては、幻聴に苦しむ時間より、薬の副作用のために不自由になった身体を抱えた人生のほうが、はるかに長かったのです。

娘にしてみれば、治療を受けたことで母は採算が取れたのだろうか、はなはだ疑問ではありますが、母は治療に対して感謝も文句も言ったことはありませんでした。「病気は良くなったが、生活は不自由になった」という事態は、何も精神科に限ったことではないと思います。強力な治療は、それに比例した重い副作用を伴います。

また、どんなに素晴らしい治療であっても、医学はタイムマシンではないので「病気になる前の状態にそっくり戻す」ことは不可能です。

だからこそ、薬物治療を受けたことで、結婚や出産・仕事をあきらめるような事態にならないように、医療も国の制度も改善・改正へ努力していかなければならないと思います。

「リカバリー」の本当の意味は？

最近の精神科医療では、このような状況の改善について、これまでの「回復」や「治癒」に替わり、「リカバリー」という言葉がよく使われるようになりました。

リカバリーとは、

「人々が生活や仕事、学ぶこと、地域社会に参加できるようになる過程であり、またある個人にとっては、リカバリーとは障害があっても充実し、生産的な生活を送ることができる能力であり、他の個人にとっては症状の減少や緩和である」というものです。

そもそもリカバリーは、「欧米における1960〜70年代の脱施設化や、当事者運動の中で徐々に育まれ、1980〜90年代から主に米国で具体的に『リカバリー』という言葉で言及されはじめた」そうで、21世紀になって欧米を中心に国際的にも広まりはじめ、2010年代には「リカバリームーブメント」として、精神障害者支援における世界的な潮流となっています[2]（国立精神・神経医療研究センターより）。

正直に言うと私は、家族と自分の病について公表した当時、この「リカバリー」という言葉にはあまり馴染むことができませんでした。

まず、なぜわざわざ英語で言わなければならないのかと疑問でした。

けれど、日本語に置き換えようとしても、長い文章での説明でなければ伝わらず、確かにピタっと合う言葉が見つかりません。

また、「障害があっても充実し、生産的な生活を送ることができる能力」という文章に対しても、私は非常に違和感を持っていました。

障害がなくても「充実し、生産的な生活を送る」ことは、容易ではありません。まして障害を抱えながらそれを達成するのは、強靭《きょうじん》な精神力を持った人だけなのではないか、と疑問でした。

そんな高い目標をむやみと唱えること自体、実際に病気を抱える方には酷ではないのかなど、いろいろな思いが湧きました。

同様に症状の減少や緩和に目標が置かれ、原因の究明や創薬をあきらめているように思えて腑に落ちませんでした。

どうしてこんなに多くの人が「リカバリー」という言葉を熱く語るのか、当初は大変不思議でした。

けれど、もし仮に「治る薬」が実現したとしても、「病気になる前に時間を戻す」ことはできません。そうであるならば、その後の人生を敗北感やあきらめの気持ちで生きていくのではなく、不本意ながら変わってしまった人生を、精一杯生きていくことが大事なのではないか、と思えるようになりました。

またリカバリーには、実は明確な統計的な根拠はないので、そうした考え方を共感してくれる仲間が必要です。コンボが毎年開催する「リカバリー全国フォーラム」には、驚くほど多くの人が集まりますが、腑に落ちました。

病気になった後の人生が生きやすくなるために

また、5分診療で、ろくに話を聞いてくれない診察は、精神科に限らず昔から批判されています。

そうした実態への反動もあって、精神科を受診される患者さんやご家族は、「薬物療法」よりも「心理療法」や「対話を重視した治療」に期待をされる方も多く、その心情には、とても共感できます。

しかし私は、こころの病いは「薬物療法」だけ、「人薬」と「時間薬」だけ、と区分されて治るものではないと思っています。

私や母の回復には、薬がとても重要だった時期もありました。一方で、薬ではなく人とのかかわりや「待つこと」、そして「運」が重要な役割を果たすこともありました。人は、人との出会いを通してものの考え方や捉え方が変化し（人薬）、そこに時間というもう一つの力（時間薬）が作用して「新たな自分になる」ことで回復していくと考えています。まさに「人は、人を浴びて人になる」です。

今もこの考え方に変わりはありませんが、公表後の10年の間で多くの患者さんやご家族、そして医師や研究者の方々など、新しい出会いがいくつもありました。

出会いがあるたびに違う考え方を知り、それを吸収して新しい自分に変わっていく喜びがありました。

同時進行で年も取っていくのですが、私は今、あまり「老い」というものに焦りや困難を感じません。以前は臆病で変化が嫌い（今の私しか知らない人が聞いたらびっくりしますね）な私でしたが、今は羽根が生えたようにどこへでも飛んでいって、新しいことに首を突っ込んでいる自分がいます。

20歳の私より、今の私のほうがはるかに元気です。新しい考えを「知る」という楽しさが、私に元気を与えているようです。

私のリカバリーの源は「知る」ことなのかもしれません。

また、精神疾患が「遺伝と環境」の双方が影響して成り立つものである以上、薬も人のかかわりも時間もどれもが必要であるのは当然だと思います。精神医学が生物学的な原因を解明すると共に「人とのかかわりと時間を大切にする」医学に成長するなら、私は「精神医学は病気を治せる」と信じます。

原因がわかり今よりさらに効果的な治療法が開発されたことで、「病気になった後の人生が、生きやすくなる」と思います。

リカバリーという考え方は、医学では動かし得ない「時間」という枠の中で、人間が生き延びるための知恵であるかもしれません。

精神科医療の未来に向けての3つの提案

精神科医療が、未来に向けて進んでいくためには、3つのことが必要です。

1つ目は、医療であるからには、医師が患者さんの生命を大切にすることです。

精神科では、1年間に1度も通院患者さんの血液検査をしないような医療機関もあります。「身体の健康なくして、こころの健康なし」ですので、精神科医はもっと、患者さんの身体にも目を向けるべきだと思います。

2つ目は、患者さんもご家族も「急がない」医療をオーダーするということです。医療者は、患者さんやご家族が回復を、時間をかけて待ってくれることで、余裕を持っていろいろな治療を考えることができます。目先の結果だけではなく、一緒に長い人生を考えていくことが必要だと思います。

3つ目は、医療者、患者さん、ご家族といった個人の努力ではどうにもならない「医療制度」の問題を改善することです。

日本の精神科医療は圧倒的に人手不足です。特に、看護職が極めて足りません。医師にあまりにも権限が集中し過ぎていることが、その要因の一つかもしれません。患者さんの実際の生活は、看護師や保健師、ソーシャルワーカーの方のほうが、医師よりずっとわかっていることが多いのが現状です。

医療者を育てる、増やすという根本的な策と同時に、タスクシフト(医師の権限の移譲)という考え方が必要ではないでしょうか。

そのためには、就労支援、生活支援、家族の相談には、現場のスタッフによる治療行為も必要なのではないでしょうか。その際は、彼らの行った仕事に対して報酬も払われるべきだと思います。

欧米では薬剤師が強い権限を持ち、看護師が医師の仕事の一部を代行できる仕組みがあります。

また、階層社会の変化が必要だと思います。

この発言をすると、ある医師から「医師は権限の代償として責任を担っている」と反論されましたが、そうでしょうか。

「結果が良ければ医師の手柄」

「結果が悪いと、『この人（患者）は、もともと治らなかったんですよ』と言われる」

残念ながら、こんな声を各地で患者さんやご家族から聞くこともありました。

患者さんやご家族は、医師への遠慮や権威の差から医師には直接言わないこともこころの中に溜めています。

ところで、第5章で記したように精神疾患にありがちな病院を受診しない・できない患者さんのために、医療が出向く「アウトリーチ」、いわゆる訪問による支援の広がりも、今後、期待したいと思います。

本書では精神科医療の未来のために、「病院で聞けない話」「診察室では見えない姿」を取り上げました。

医療者の皆さん！　患者さんやご家族の気持ちは伝わりましたでしょうか。

患者さんやご家族の皆さん！　皆さんの思いを、代わりにお伝えすることができたでしょうか。

ぜひ、感想を聞かせてくださいね。

あとがき

私を奮い立たせたのは、権力への「恨み（ルサンチマン）」だった

私は、（見かけによらず）負けず嫌いです。

何に対して「負けたくない」のかというと「権力」に対してです。

「親と子」「医師と患者」「教師と生徒」「雇用主と従業員」……。

この世の中には、様々な権力勾配《こうばい》が溢れています。

私が母や自分のことを公表したのは「患者さんやご家族の思いを精神科医へ直に伝えたい」という願いからでした。それは本当なのですが、そのもっと奥の深いところには、いくつかの「権力に対する恨み（ルサンチマン）」がありました。

母が病気だったせいではありますが、子ども時代に適切な養育を受けられなかったこと。それに対して文句の一つも言えなかったこと（文句を言うと母から「口答え」であるとみなされ定規で叩かれました）。

父の放蕩《ほうとう》に対しても、養われている身では何も言えなかったこと。精神科に通院す

るようになってからは、主治医に対して質問さえできなかったこと……。様々な権力差ゆえの悔しい思いをしました。

なお、「ルサンチマン」(ressentiment)という言葉はフランス語で、ニーチェ(ドイツの哲学者)の哲学上の用語として知られているものですが、主に弱者が強者に対して「憤り・怨恨・憎悪・非難」の感情を持つことを示しています。

日本語の「恨み」という言葉だと、私の気持ちと少し違うなと思っていたときに「ルサンチマン」という言葉を知り、外国語嫌いの私にしては珍しく気に入りました。

私のことを知っている精神科医ならば、私の活動の原点にルサンチマンがあることに気付く人は多いと思います。でも私自身は、あまり認めたくない感情でした。当の本人が本当のことに気付くのは案外難しいことで、それは痛みを伴う行為でもあります。

小児科医で脳性麻痺のため電動車いすに乗り「当事者研究」を展開されている熊谷晋一郎氏(東京大学先端科学技術研修センター)から、私は次のようなお話を聞きました。

「子ども時代に私が親や医療者から受けた(あなたのためという名目の)リハビリを通して、親と医療に対するルサンチマンが自分の中に形成され、それが活動のもとになっている。これは、当事者活動の源流だと思う」

社会は権力勾配の塊なので、私はルサンチマンという感情そのものは医師であろうが患者であろうが、身体疾患であろうが精神疾患であろうが、「誰もが持っている感情」だと思います。

たとえば親子関係です。誰でも一度は親子間の圧倒的な権力勾配の中で、不当な扱いを受けたと感じたことがあるのではないでしょうか。

医療では、医師は患者さんに対して、私も含めて「権力のある人」になります。権力のある人は、権力のない人の気持ちが見えにくいものです。

北海道・浦河町にある精神障害者の活動拠点「社会福祉法人　浦河べてるの家」の当事者研究は、そうした医療の権力勾配から脱して「自分たちの体験を自分たちの言葉で語る」活動です。

ルサンチマンも含めて、自分の気持ちを「正直に語る」ことは長期的には本人の回復・リカバリーにつながると私は思います。私自身がこの10年をかけて、少しずつ自分の気持ちに正直になり、向き合えたことで、肩に力が入らなくなって、とても楽になりました（余談ですが、長年悩んできた肩こりが嘘のように治ってしまいました！

こころと身体は本当につながっているんだと実感しました）

また、そうした想い（ルサンチマン）にまだ向き合えない人、清算できていない人、現時点では痛みやトラウマを抱えられない人は、公にするのではなく、当事者会や自助グループなどで「安全に聞いてもらう」ことから始めるのも良い方法かもしれませんね。リスクも勇気もいりますが、「語る」ことは回復にとってとても意味があることだと思います。「ルサンチマン」を「昇華」という代物に変身させることができるのです。「負けず嫌い」の私に変わりはないのですが、これからは「楽しく」負けず嫌いを続けられそうな気がします。

ところで、ある講演会に来られた、精神科に進みたいと言う医学生の方から、「自分は、友人の深い話を聴くと、こころの中に話がずっととどまってしまいます。夏苅先生は、患者さんの大変な話を日々たくさん聞いて、疲れませんか。その話をどんなふうにとどめていますか？」と質問されたことがあります。

他の医師の方のことはわかりませんが、私は、患者さんを「同一視」してしまう傾向があります。もっと大げさに言えば「同病相哀れむ」に近い心情です。

この方はさぞ辛かっただろうな……。自分だったら耐えられるだろうか……。何とかしてあげたい……。こんな思いが頭の中、こころの中をぐるぐる回っています。それでは治療者として自滅してしまうので、一つには精神療法の基本となるような本を1冊、常に脇に置いて「基本に戻る」練習をしています。

もう一つは、こころの疲労を取るために「患者さん」になります。こころから信頼できる精神科医に「患者さんの顔」になってたくさん話を聞いてもらっています。人はそんなに強くありません。臨床歴30年の私がこの調子なのですから「こころにとどめてしまう」という特性は特性として、また良い面として捉えればいいのではないかと思っています。

この本は、講演などを通じて、私が全国の患者さんやご家族の方たちからお話を聞いたり、実際に語り合ったりしたことをもとにしてまとめたものです。そのすべての方たちに対して、感謝の気持ちでいっぱいです。ありがとうございました。

そして、これからもどうぞよろしくお願いいたします。

生意気な私の発言に、静かに耳を傾けてくださる医師の皆様にも深く感謝しています。中でも、名古屋大学大学院医学系研究科精神医学・親と子どもの心療学分野教授の尾崎紀夫氏には、非常にお忙しい中で、医学的観点からの貴重なアドバイスを大変丁寧にしていただき、こころから御礼申し上げます。改めて教わることがたくさんありました。

最後に、なかなか執筆の腰を上げない私を、ときには「仏のごとく」慰め褒めてくれたり、ときには「鬼のごとく」叱咤《しった》してくれた、毛利公子さん、島口典子さんという強力な編集者がいなかったら、本書は生まれていませんでした。

お二人の存在から、「メッセージを伝える」ことの大切さと素晴らしさを再確認させていただきました。こころから御礼申し上げます。

そして、診療の傍らの執筆のため、何かと至らぬことの多い私をおおらかに受け止めてくれた夫に、感謝の言葉を贈ります。

夏苅郁子

第7章

1　井汲悦子:2020年度浜家連の講演会を聞いて.浜家連ニュース.2021年2月号第246号
2　中村ユキ著,高森信子監修『マンガでわかる！統合失調症 家族の対応編』日本評論社

第8章

1　夏苅郁子：精神科医の診察能力,態度,コミュニケーション能力についてのアンケート natsukari.jp/result/.
2　夏苅郁子ほか：「精神科担当医の診察態度」を患者・家族はどのように評価しているか―約6,000人の調査結果とそれに基づく提言―.精神神経学雑誌 2018；120（10）：868-886.

終章

1　地域精神保健福祉機構（コンボ）編『統合失調症の人が知っておくべきこと～突然死から自分を守る～』地域精神保健福祉機構・コンボ
2　国立精神・神経医療研究センター 精神保健研究所 地域・司法精神医療研究部 リカバリー（Recovery).　https://www.ncnp.go.jp/nimh/chiiki/about/recovery-stigma.html

第4章

1 福田正人：精神科医の「特権」に気づき役立てる.精神神経学雑誌 2015；117(5)：353-361.

2 厚生労働省厚生労働科学研究費補助金（障害者対策総合研究事業）(H25－精神－－一般－006）日本医療研究開発機構 障害者対策総合研究開発事業（精神障害分野）(15dk0310020h0003）精神疾患の有病率等に関する大規模疫学調査研究：世界精神保健日本調査セカンド

3 Kessler RC, et al.：Lifetime prevalence and age-of-onset distributions of DSM-IV disorders in the National Comorbidity Survey Replication. Arch Gen Psychiatry 2005; 62(6)：593-602.

4 Mari Higuchi：Dependence on cultural contexts of the factors influencing social acceptance toward schizophrenia: Evidence from comparative study between Japan and Vietnam. Asian Social Science 2015;11 (22)：187 - 202.

5 樋口麻里：社会的包摂 概念の理論的限界：精神障がい者の社会的排除問題からの再帰的検討.大阪大学大学院人間科学研究科紀要 2016;42:163-87.（info:doi/10.18910/57221）

第5章

1 夏苅郁子：精神疾患の親を持つ子どもが抱える困難.精神科臨床サービス 2017;17 (2) :124-129.

2 渡會涼子ほか：若年女性のボディイメージ認識と栄養摂取状況に関する検討.Nagoya Journal of Nutritional Science 2018;(4)：55-65.

3 全国精神保健福祉会連合会（みんなねっと） https://seishinhoken.jp

第6章

1 Kessler RC, et al.：Lifetime prevalence and age-of-onset distributions of DSM-IV disorders in the National Comorbidity Survey Replication. Arch Gen Psychiatry 2005; 62(6)：593-602.

2 長谷川寿一監修『思春期学』東京大学出版会

3 福井大学 こどものこころの発達研究センター 児童青年期こころの専門医育成部門 https://sites.google.com/view/fukui-ikusei/childpsychiatrist

4 特定非営利活動法人Light Ring./lightring.or.jp

第2章

1 Cade JF：Lithium salts in the treatment of psychotic excitement,Med J Aust.1949; 2(10): 349–351.

2 日本うつ病学会治療ガイドラインII.うつ病（DSM-5）／大うつ病性障害,第6章 うつ病患者の睡眠障害とその対応,2016

3 Tiihonen J, et al. : Association of antipsychotic polypharmacy vs monotherapy with psychiatric rehospitalization among adults with schizophrenia. JAMA Psychiatry 2019;76(5)：499-507.

4 Morrison AP, et al.：Antipsychotic drugs versus cognitive behavioural therapy versus a combination of both in people with psychosis: a randomised controlled pilot and feasibility study.Lancet Psychiatry 2018;5(5): 411–423.

第3章

1 大隅典子：当事者・家族の望む精神医学研究とは：Patient and Public Involvement 精神医学研究に対する齧歯類を用いた基礎研究の貢献.第116回日本精神神経学会シンポジウム,2020

2 伊勢田堯：生活臨床.こころのホームクリニック世田谷 https://kokoro-hc.com/seikatsu

3 中込和幸：レジストリ研究の倫理.精神神経学雑誌 2019；121（11）：850-857.

4 患者・市民参画（PPI）ガイドブック〜患者と研究者の協働を目指す第一歩として.
日本医療研究開発機構 https://www.amed.go.jp/ppi/guidebook.html

5 Lloyd K, et al.：Democratizing clinical research. Nature 2011 Jun 15;474（7351）：277-278.

6 星野一正：タスキギー梅毒人体実験と黒人被害者への大統領の謝罪.時の法令1570号,45-51,1998年5月30日発行

7 丸山英二：今知っておくべき研究倫理 生命倫理4原則と医学研究.日本義肢装具学会誌 2001；27(1): 58-64.

8 患者塾 認定NPO法人ささえあい医療人権センターCOML（コムル）(coml.gr.jp)

9 精神疾患の克服と障害支援にむけた研究推進の提言―当事者・家族向け要約版―.
日本精神神経学会
https://www.jspn.or.jp/modules/forpublic/index.php?content_id=51

注（参考文献）

まえがき

1 夏苅郁子：「人が回復する」ということについて－著者と中村ユキさんのレジリエンスの獲得を通しての検討―. 精神神経学雑誌　2011;113(9)：845-852.

2 夏苅郁子『心病む母が遺《のこ》してくれたもの　精神科医の回復への道のり』『もうひとつの「心病む母が遺《のこ》してくれたもの」　家族の再生の物語』（共に日本評論社），『人は、人を浴びて人になる 心の病にかかった精神科医の人生をつないでくれた12の出会い』（ライフサイエンス出版）

第1章

1 DSM=Diagnostic and Statistical Manual of Mental Disorders. American Psychiatric Association（1952）. Diagnostic and statistical manual of mental disorders. 1st ed. Washington DC.

2 American Psychiatric Association ／日本精神神経学会 日本語版用語監修：『DSM-5　精神疾患の診断・統計マニュアル』医学書院

3 原田誠一『正体不明の声―幻覚妄想体験の治療ガイド』アルタ出版

4 尾崎紀夫：「診断」という「線」を引くこと.精神医学 2018;60(1)：7-8.

5 日本精神神経学会　日本語版用語監修『DSM-5 精神疾患の分類と診断の手引』医学書院

6 石塚佳奈子ほか：「こころの病気と遺伝」を訊く,こころの病気について.日本精神神経学会 https://www.jspn.or.jp/modules/forpublic/index.php?content_id=56

7 尾崎紀夫：境界性パーソナリティ障害の病態理解から共感的対応へ－「心と脳」の観点より－,精神医学対話,弘文堂

8 安藤寿康：行動遺伝学的に見た性格の遺伝構造.日本性格心理学会発表論文集 2000;9(0)：S-6.

9 左合治彦：飲酒,喫煙と先天異常.日本産婦人科医会 https://www.jaog.or.jp/sep2012/JAPANESE/jigyo/SENTEN/kouhou/insyu.htm

10 金子順ほか：ニューロン新生,脳科学辞典,https://bsd.neuroinf.jp/wiki/ニューロン新生

11 松原洋一：遺伝と環境 Gene and environment.小児保健研究 2017;76（2）：105.

12 石塚佳奈子ほか：「遺伝」を継承と多様性で語る精神科医療に―精神疾患の遺伝要因を当事者やその家族とどう話し合うか―.精神神経学雑誌　2019;121(8)：602-611.

13 笠原嘉『精神科における予診・初診・初期治療』星和書店

夏苅郁子

Ikuko Natsukari

児童精神科医、医学博士。1954年、北海道札幌市生まれ。
浜松医科大学医学部卒業後、同精神科助手、
共立菊川病院、神経科浜松病院を経て、
2000年、静岡県焼津市に「やきつべの径《みち》診療所」を夫と共に開設。
日本精神神経学会専門医・精神保健指定医、日本精神神経学会代議員、
子どものこころ専門医機構認定専門医、日本児童青年精神医学会認定医、
日本小児精神神経学会会員、日本うつ病学会会員、日本統合失調症学会会員。
全国精神保健福祉会連合会(みんなねっと)理事。
主な著書に『心病む母が遺《のこ》してくれたもの 精神科医の回復への道のり』
『もうひとつの「心病む母が遺《のこ》してくれたもの」家族の再生の物語』(共に日本評論社)、
『人は、人を浴びて人になる 心の病にかかった精神科医の
人生をつないでくれた12の出会い』(ライフサイエンス出版)。
共訳書に『認知療法入門』『いやな気分よ さようなら』
(共に星和書店)がある。

イラスト
岡本果倫

ブックデザイン
アルビレオ

編集
島口典子

毛利公子
(ライフサイエンス出版株式会社)

病院で聞けない話、
診察室では
見えない姿

精神科医療の「7つの不思議」

2021年5月25日　第1刷発行

著者　夏苅郁子
発行人　須永光美
発行所　ライフサイエンス出版株式会社
〒105-0014 東京都港区芝3-5-2 FUSE BLDG.1 6F
代表　TEL 03-6275-1522
書籍編集部　TEL 03-6275-1524　FAX 03-6275-1527
会社HP　http://www.lifescience.co.jp/
印刷・製本　大日本印刷株式会社

ISBN978-4-89775-433-8　C0095¥1500E

好評既刊

人は、人を浴びて人になる

心の病にかかった精神科医の
人生をつないでくれた12の出会い

児童精神科医・医学博士
夏苅郁子 著

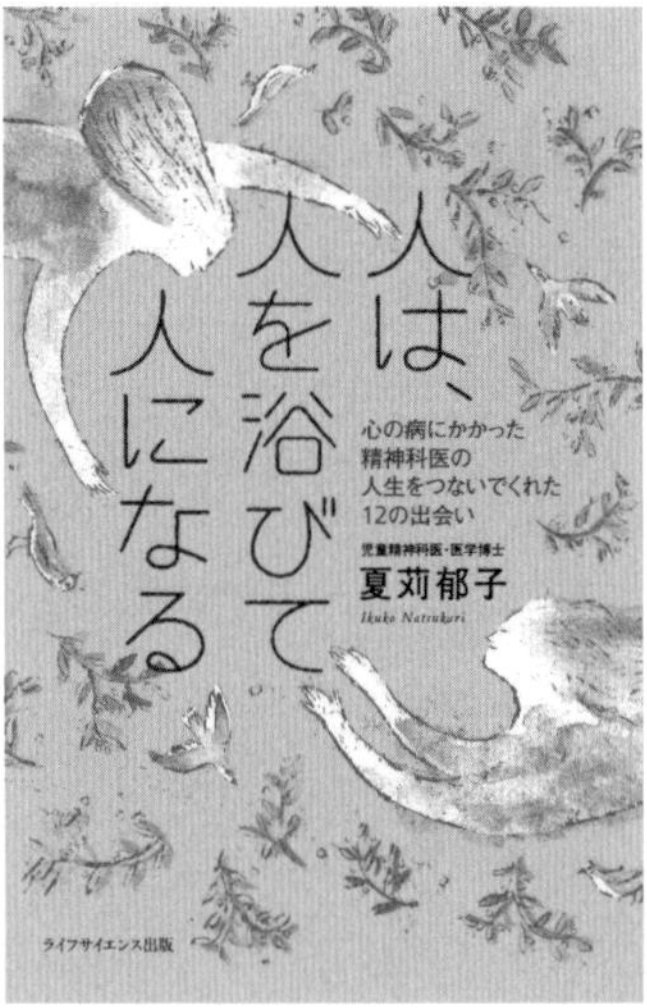

ロングセラー

私を回復に導いたのは
「薬」ではなく「人」だった。

生きていくことに疲れ、二度の自殺未遂を起こした著者が、
大切なことに気づかせてくれた人たちとの「出会い」、
そして一本の道でつながっている人生を振り返る自伝的エッセイ。

定価(本体1,500円＋税) 四六判並製／208ページ
ISBN978-4-89775-362-1 C0095¥1500E